國家古籍出版
專項經費資助項目

據中國中醫科學院圖書館藏日本刊本影印原書版框高一九零毫米寬一四二毫米

古醫籍稀見版本影印存真文庫

經穴彙解

日·原昌克

中醫古籍出版社
Publishing House of Ancient Chinese Medical Books

图书在版编目（CIP）数据

经穴汇解 /（日）原昌克编辑 . —北京：中医古籍出版社，2015.9（2024.5 重印）
（古医籍稀见版本影印存真文库）
ISBN 978-7-5152-0741-4

Ⅰ. ①经…　Ⅱ. ①原…②经…　Ⅲ. ①经穴　Ⅳ. ① R224.2

中国版本图书馆 CIP 数据核字（2015）第 087507 号

古醫籍稀見版本影印存真文庫
經穴彙解　日・原昌克　編輯

責任編輯　賈蕭榮
封面設計　張雅娣
出版發行　中醫古籍出版社
社　　址　北京市東城區東直門内南小街 16 號（100700）
電　　話　010-64089446（總編室）010-64002949（發行部）
網　　址　www.zhongyiguji.com.cn
印　　刷　北京市泰銳印刷有限責任公司
開　　本　850mm × 1168mm　32 開
印　　張　19
字　　數　241 千字
版　　次　2015 年 9 月第 1 版　2024 年 5 月第 2 次印刷
書　　號　ISBN 978-7-5152-0741-4
定　　價　68.00 圓

出版説明

中醫藥學是中華民族優秀傳統文化的重要組成部分，是我國醫學科學的特色，也是生命科學中具有自主創新優勢的領域。歷代存留下來的中醫典籍是我國寶貴的文化遺産，其承載着中華民族特有的精神價值、思維方法、想象力和創造力，是中醫藥科技進步和創新的源泉。對中醫古籍進行保護與整理，即是保護了我國全部古籍中的一個重要的組成部分。

《古醫籍稀見版本影印存真文庫》在全面調查現存古醫籍版本情况的基礎上，遴選出五十餘種具有較高學術價值、文獻價值的古醫籍，對其稀見的版本進行搶救性地挖掘整理，其内容涵蓋中醫臨床内、外、婦、兒、針灸、五官各科及基礎理論等領域。這些版本多爲亟待搶救的瀕危版本、珍稀版本、孤本、善本，或者曾經流傳但近幾十年來世面上已很難見到的版本，屬於讀者迫切需要掌握的知識載體，具有較大的出版價值。爲方便讀者閱讀與使用，本叢書整理者對所遴選古籍的版本源流及存世狀況進行了考辨，撰寫了提要，簡介了作者生平，評述了著作的學術價值；爲避免在整理過程中出現各種紕漏，最大限度地保留文獻原貌，我社決定採用影印整理出版的方式。

此次所選書目具有兩個特點：一是以學術性和實用性兼顧爲原則，選擇凝結歷代醫藥學家獨到理論精粹及豐富臨床經驗的精品力作，突出臨證實用，并且充分注重各類中醫古籍的覆蓋面，除了喉科之外，其余各類均有涉及；二是選擇稀見版本，影印出版，不僅可以避免目前市場上古籍整理類書籍魚目混雜、貽誤后學之弊，而且能够完整地體現歷史文獻的真實和完整性，爲讀者研習中醫提供真實的第一手資料。該叢書對於保護和利用中醫藥古籍，發揚和傳承中醫藥文化，更好地爲中醫藥科研、臨床、教學服務具有重大的意義。

我社自二十世紀八十年代成立以來，陸續出版了大型系列古籍叢書，影印的有《中醫珍本叢書》《文淵閣四庫全書醫家類》《北京大學圖書館館藏善本醫書》《海外回歸中醫古籍善本集萃》《中醫古籍孤本大全》等，自出版后廣受學界和藏書機構歡迎。實踐證明，以影印爲基礎進行文獻開發，不僅符合學術研究和收藏需要，而且操作性更强，對促進文獻批露意義重大。

在編輯過程中，我們遵循《古醫籍稀見版本影印存真文庫》的編輯規範，進行了嚴格地查重，并查核原書，爲每種圖書制作了新的書名頁，重新編目，讓讀者一目了然。爲了讓讀者真真切切感受古籍的原汁原味，我們對前言和目録均採用繁體竪排形式。需要説明的是，所收珍本中有缺卷或缺頁的情況，由於這些珍本基本上没有復本，我們没有進行配補，僅作了相應的標注，也留下了些許遺憾，敬請廣大讀者諒解。

中醫古籍出版社

二〇一五年九月

前言

《經穴彙解》係日本水藩侍醫原昌克（子柔）撰於日本享和三年（一八〇三年），嘉永七年甲寅初春再刻。全書八卷，乃原氏在其舅氏淡園碕翁所著《經穴彙解》二卷的基礎上，搜集中國歷代醫籍及部分朝鮮、日本醫籍共二十餘種中有關腧穴的論述，上起先秦，下迄明清，以《針灸甲乙經》為主，分人體各部考定經穴、經外奇穴的位置、別名，并配合圖解，圖文并茂。該書主要價值在於對針灸穴位位置的考證，為後世針灸學者所推崇。在我國亦被針灸名家推崇備至，其涉及穴位位置考證，亦多引用之，其影響深矣。著名的日本醫家丹波元簡稱之為：『搜羅眾說，會薈粹精要，正之以經脈流注，量之以尺度分寸。揣之以定骨間動脈宛宛之中。則莫有孔穴乖錯之弊。明堂之能事畢矣』。

原氏於書中首列折量分寸法，下分頭面、頸項、肩、臂、腰、腹、側脅、手、足、經脈流注、奇穴十一部。共收單雙穴達一千餘穴，附圖近六十幅，每穴之下，詳列異名，以備檢索。為從事針灸臨床及研究工作者的重要參考書。

現據中國中醫科學院圖書館藏日本刊本影印，原書板框高一九零毫米寬一四二毫米。付印前另編目錄，以便於檢索。

中醫古籍出版社

目録

經穴彙解叙

余重表弟山崎子政善世以針
科仕
朝尤妙手爪之運見為侍醫兼醫
學教諭嘗語余曰靈素之外明
堂尚矣甲乙収而傳焉繼之有

徐叔嚮秦承祖甄權等書俱係
于亡佚是可惜也宋仁宗徵貞
觀故事命翰林醫官王惟一撰
定銅人針灸圖經於是三陰三
陽合任督而為十四孔穴三百
六十五其義始備矣元滑壽著

發揮一依忽公泰金蘭循经云
忽氏之書此間無傳然攷其文
正與銅人同則循經全採之于
銅人而滑氏不及寓目於銅人
也自此而降各家撰述頗多得
失互存後學不能無迷今本之

於靈素甲乙參之於銅人圖經而上自千金外臺下至明清諸書蒐羅衆說會粹精要正之以經脈流注量之以尺度分寸揣之々以宍郄骨間動脈宛々中則莫有孔穴乖錯之弊明堂之能

事畢矣若夫方圓迎隨之微吹
雲見蒼之妙則在於得之心手
豈可言傳耶
水藩侍醫原子子柔撰經穴彙
解八卷纂廿有餘家之說考証
辨訂定爲一家之學以嘉惠後

學殆與子政之言符葢其用心也勤矣書已上梓以問序于余余非顓門故昧乎經俞之義焉得揩辭然子柔在數百里之外懇請不已因綴所聞於子政揭于卷端以諗讀斯書者云

文化四年歲在丁夘仲春上澣

東都醫官督醫學丹波元簡譔

水戸藩 扈從士負 立原任書

經穴彙解自序

舅氏淡園碕翁作經穴彙解上下二卷以其季子失明從事於鍼刺故有此著也余幼時在武城侍膝下校之無何季子夭翁亦棄此書而不省也余之東歸從

遊二三子偶問俞穴余素不
解鍼刺徒〻失其對於是想
往時彙解之書乞之翁每
閲則所引僅〻三五家而已
未足以取徵於斯焉余乃以
家藏書備補〻增多八卷

須得堀之考遂輸通攷諸
説頗具余業已脱稿故不敢
其説安井元越俞宜析衷全抄
通攷采擇之不精憾多遺漏
余固淺見寡聞引証疎脱豈
啻遂輸通攷而已哉希後之

覽者正之

享和癸亥仲春之日

南陽原昌克撰

凡例

一孔穴註解。以甲乙經為古千金方。外臺秘要。次之。至後世。隨意增減諸說紛紜。使人茫然。故此編務辨諸家之謬。令學者知所適從。

一今世言經穴者。率皆奉滑氏十四經發揮穴歌。以為金科玉條。廼就各經。揣摩以認俞穴。或自手而到於頭。或自足而到於頭。唯其流注是視。不復審各體全穴。故至數穴相接之處。動致混錯。如下廉。豊隆。耳門。聽宮。聽會。重取一穴。而莫之能省。蓋發揮穴註。雖據資生經為文。然其部分穴名。不主各體。而主各經。蓋倣外臺秘要。更於手足十二經之外加奇經任督二脉創設十四經之目因配以諸穴學者由是而學焉所以失也。今取俞穴先就頭面腹背項頸各部悉詳其處所然後推求絡經上下前後。猶指掌故此據甲乙。千金以分諸部為圖。若其流注則具之於後。

一經絡流注交會。及穴歌盡具十四經發揮其與經脉篇有異同。則岡本為竹。著臓腑經絡詳解悉之。奇經八脉。亦同。今諸經俞穴。有異同者外臺秘要。移肺經中府雲門入脾經之類。必記之備參考。灸壯刺分則諸書異同稍少而至攻病則有不可守者。故不載穴下舉具于續編主治部中。如禁刺灸穴亦不可不知焉。載在各穴下。

一此編。一主甲乙經。故繫諸本註。但內經文可徵者。先記而后及甲乙。使學者知古書可據也。有異同辨之。兩可者共載。誤謬必從有考證者。所增補者。書增註。每穴名下。必記其書目者。又從其古者。

一千金方曰。吳蜀多行灸法。有阿是之法。阿是天應穴。取病人稱快者。自是陷中。而經脈所歷也。故奏驗不尠。乃古所謂痛所為俞之義也。然徒執阿是而謂經穴之似迂者。去大道而從捷徑也。療其病不知其所以愈也。所謂阿是而無名稱者。皆載之續編主治部中一凡奇穴。別分部其阿是穴而無名目者不收録。
本邦之灸法。傳異域者。載在聖濟總録。神應經等又
如九曜点之類。乃今不録。詳諸續編主治中。
一同身寸者。不必用。只急卒之際。或用之而其法不
一諸説載在開巻第一者。所以先其急也。
一孔穴註解資生經等。引他書者。就其所引之書校
之。若不見其文者直書資生經或書今本不見。
一閲書之際。遇其異名則不易知乃細書異稱於目
録穴名下便其捜索。
一引書目録。只載其孔穴下所引據者於考案條中。
所證訂如素難諸註。諸史註疏之類。總不註于穴

下者。皆不列目録。而誇博洽。且偶有目録外書。而註穴下者。則正録題名。若癸辛雜識。幼幼新書。五雲抄等。是也。引書省題名。例細書目録下。

一家藏聖濟總録。謄寫本也。其分寸字畫。不能無疑。故多不取徵于此。呉文炳鍼灸大成。無註于穴下者。楊繼洲鍼灸大成。往往載其說於穴下。單記大成者。楊氏之大成也。如呉氏鍼灸大成。只記呉文炳。不言大成以別之。

一流注編中。穴下所細註。一載甲乙經文。故不記甲乙經。若有引他書者。則必記其所引書名。又不曰某經之所發。某經之所溜。單記所發所溜者。省本

經之字也。但肺經一條。悉加大陰經之字以示之
其經絡別走某經之類。亦省本經字
一奇穴部。所載穴名。註文不同而其穴相同者。不敢
改論焉。以其不拘經絡流注也。
一凡奇穴同名異穴者。於各條不下註說。但如與俞
穴同名者。必註曰。與某部某穴同名異穴教讀者
不誤。

経穴彙解

目次

經穴彙解

引書目錄

素問　靈樞

脈經　肘後方 肘後

甲乙經 甲乙　千金方 千金

千金翼方 千翼　王氷内經次註 次註

外臺秘要方 外臺　明堂灸經 明堂

資生經 資生　神應經 神應

本事方 本事　聖濟總録 聖濟

徐氏鍼灸大全 大全　十四經發揮 發揮

類經　醫學綱目 醫綱

奇效良方 良方　　醫經小學 小學

鍼灸聚英 聚英　　醫學入門 入門

東醫寶鑑 寶鑑　　古今醫統 醫統

醫宗金鑑 金鑑　　楊繼洲鍼灸大成 大成

活嬰秘旨推拿方脈 秘旨

臟腑經絡詳解 圖本

經穴彙解卷之一目次

強間（大羽）　腦户（匝風　會額　合顱）

風府（舌本　鬼枕　鬼穴　曹谿）

頭第二行直眉頭俠中行各壹寸半却行至

玉枕凡十穴

五處　承光

通天（天臼）　絡却（強陽　腦蓋）

玉枕

頭第三行直瞳子上入髮際伍分却行至腦

空凡十穴

臨泣　目窓（至榮）

正營　承靈

面中行直神庭下行凡五穴並圖

素窌 面王　水溝 鬼宮 鼻人中 鬼客廳 人中

鬼市　兌端

齗交　承漿 天池 懸漿 鬼市 垂漿

面第二行直曲差下行凡八穴

攢竹 員在 明光 始光 元柱 夜光

睛明 泪孔 淚空 淚孔　迎香 衝陽

禾窌 頗 長頻

面第三行直目上臨泣下行凡十二穴

陽白　承泣 鼷穴 面窌

四白　巨窌

項頸部第二凡十九穴並圖

廉泉本池舌本　人迎天五會

水突水門　氣舍

扶突水穴　天鼎天頂

天窗窗籠　天容

天牖　缺盆天蓋

以上總計單雙一百三十穴

經穴彙解卷之一

水戸　侍醫　南陽　原昌克子柔　編輯

折量分寸法

凡取俞穴折量分寸之法。說者不一以其專主同身寸而不據靈樞骨度篇。故多爲參差。夫俞穴所在。即肌肉之分理。節解骨縫陷罅處也。故曰動脉應手。或曰宛宛中。或曰陷者中。則索宛陷摸動脉以得俞穴。不必用分寸者。可知矣。古人雖或言分寸亦大概言之。不必拘拘也。且夫同身寸者。古書所無也。又名同指寸。始見孫真人之說。以本人手指度本人之身體。故曰同也。非布醫師之手指於病者而度之之謂也。

王太僕註素問。每穴曰同身寸之幾寸。後人遂廢骨
度篇而用同身寸。明堂灸經。引扁鵲載同身寸。醫書
動假扁鵲而為根蒂。未詳其由來。按寸字起於寸口。
从又从一本取布指診脉之象。是人身專以寸口為
一寸。又家語云。布指知寸。公羊傳云。膚寸而合。註曰。
側手為膚。皆言布指為寸。非度手指兩紋中間而為
寸之謂也。試度兩乳間為九寸半。以指布之。一指當
一寸。則布指之義。不為強定俞穴之際。至其無骨節
縫會可以憑認者。則據骨度分寸。折量之而後肥瘦
長短。各得其所。及病急卒。以己手布病者身體肥瘦
長短。以意將息。譬鳩尾至臍中。布指容八指。則一指

當一寸。四指為中脘。三指為上脘。容七指則一指弱
為一寸。庶乎其不差。其他同身寸。未必用焉。頃三人
相會一人長五尺六寸。以曲尺度同身寸。得七分半。
一人長五尺三寸而得八分。一人長五尺而得七分
半。且目口取一寸。或以兩乳八寸之法。取脊脇類。皆
無謂之甚。不可從焉。
崔知悌曰。凡孔穴尺寸。皆隨人形大小。須男左女右
量手中指一節兩紋中心為一寸。孫真人曰。凡孔穴
皆逐人形大小。取手中指第一節為一寸。千金翼無一字
云。三寸者盡一中指也。此二說同義。徐鳳曰。大指與
中指相屈如環。取中指中節橫紋上下相去長短為

一寸。謂之同身寸法。楊繼洲曰。手中指第二節内廷
横紋頭。相去爲一寸。取稻稈心量。或用薄篾量。皆易
折而不伸。縮爲準。用繩則伸縮不便。故不準。後人多
從此說。

孫真人曰。凡孔穴在身。皆是臟腑榮衛。血脉流通。表
裏往来。各有所主。臨時救難。必在審詳。人有老少。體
有長短。膚有肥瘦。皆須精思商量。准而折之。無得一
槩致有差失。其尺寸之法。依古者捌寸爲尺。仍病者
男左女右。手中指上第一節爲一寸。亦有長短不定
者。即取手大拇指第一節横度爲一寸。以意消息。巧
拙在人。又曰。以肌肉文理。節解縫會。宛陷之中。及以

手按之。病者快然如此仔細安詳用心者。乃能得之耳。此說爲得吾門以此說爲法世人偶誤讀橫度大拇指第一節文。度大拇指上下兩橫紋間爲一寸者。非孫氏之意也。凡言橫者以人身直立言焉。手指亦同。大淵大陵曲澤等條下。皆有橫紋語。可見也千金方。又曰。以古尺此今尺得八分。

本邦曲尺與唐尺同。則八分今曲尺八分也。試宛轉隨指橫度橫紋得曲尺一寸。橫度第一節則得八分。此言指廣即布指之義也。且千金不言橫紋廼橫度第一節耳。

肘后方曰。以病人手橫掩下併四指名曰一夫夫家語作扶。公羊作膚。蓋以音同。千金方曰。凡量一夫法。覆手併舒四指。對度四指上中節。横過爲一夫。夫有兩種。有三指爲一夫者。此脚弱灸以四指爲一夫也。亦依支法存舊法。外臺秘要方曰。謹按明堂制。當以立爲正。取穴必須直立。膝臏骨坐立便即移動不定。故宜立取之。其寸取病人中指上節爲一寸。若取尺寸有長短。取穴必不著。又按秦承祖華陀等。取穴並云三指四指爲準。取三里穴四指。指濶六分。四六二十四。只濶二寸四分。取穴如何得著。黄帝爲本。諸説並不可信。今按灸脚氣八種法之類。三里上下廉。從肘后方。以下諸書多有一夫法。處穴致參差。故不取。

一夫之法也。只記諸説備考案。

孫思邈取手大拇指第一節橫度為一寸圖

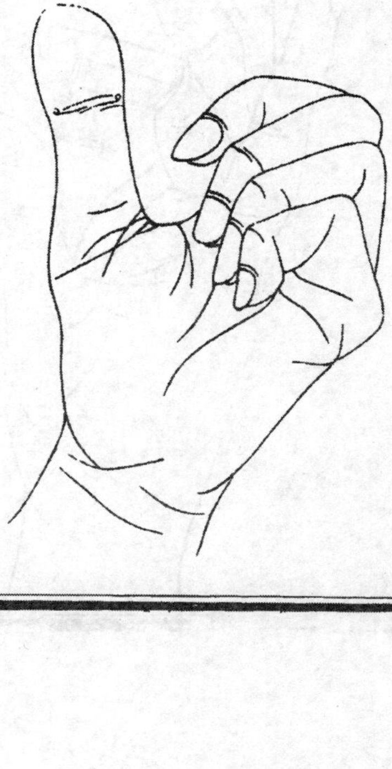

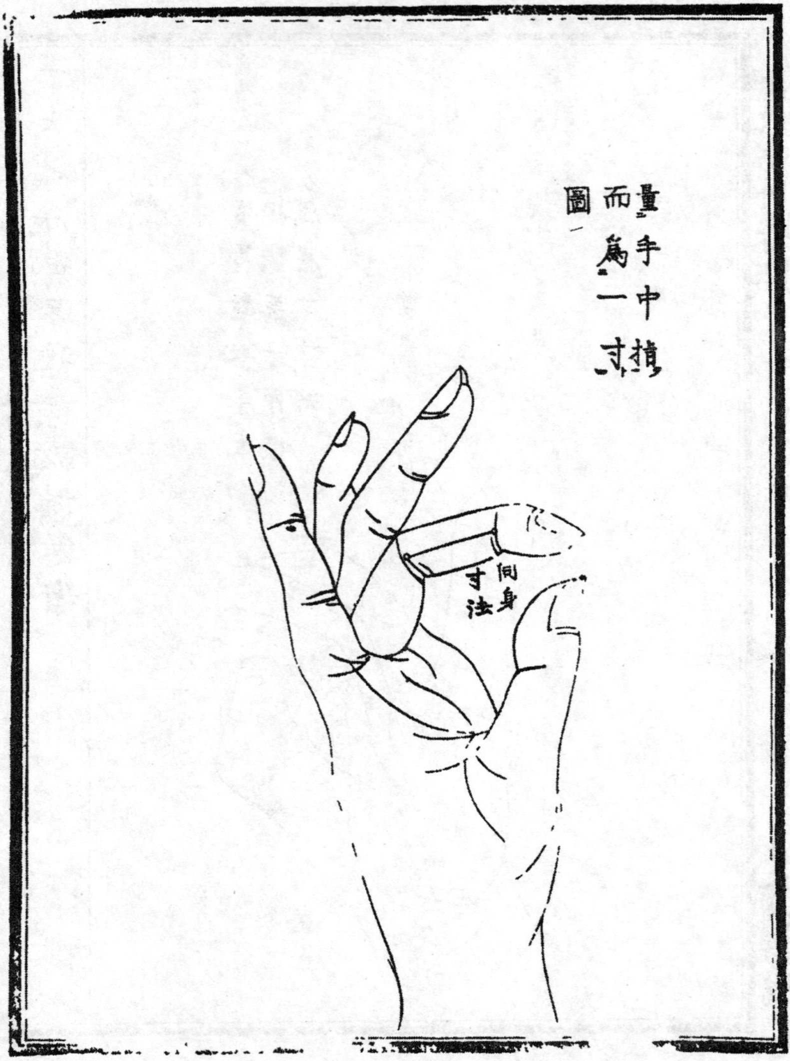
量手中指而為一寸圖
同身寸法

頭面部第一

靈樞骨度篇曰。人長柒尺伍寸。○頭之大骨圍。貳尺陸寸。○髮所覆者。顱至項尺貳寸。○髮以下至頤長壹尺。○角（額角）以下至柱骨（天柱骨）長壹尺。○兩顴之間。相去柒寸。○耳前當耳門者。廣壹尺參寸。○耳後當完骨者。廣玖寸。○項髮以下至背骨（背。甲乙作脊）長貳（貳。甲乙作參）寸半。○結喉以下至缺盆中長肆寸。（缺盆中。天突也）

按類經曰。如髮際不明則取眉心直上後至大杼骨折壹尺捌寸此說拘拘有頭顱大而項縮者有頂長顱小者。或有眉上顏額廣者。此類不少故就各部骨度置穴蓋髮際不明則使病者上視顏額

皺紋不生處。是髮際。如後髮際以瘂門定之。如以
理說之則其失天壤可不慎乎。

頭面總圖

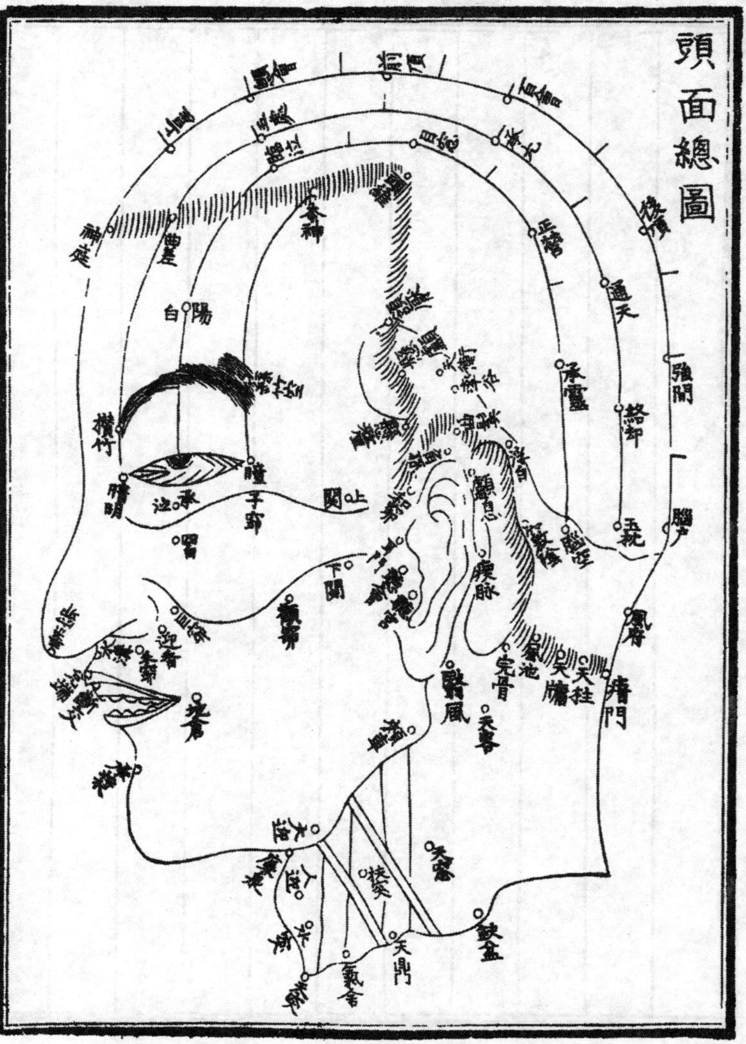
前頂
後頂
強間
腦戶
風府
瘂門
天柱
天牖
風池
完骨
翳風
天容
缺盆
天鼎
氣舍
水突
人迎
天窗
頰車
承漿
地倉
迎香
承泣
睛明
攢竹
陽白
瞳子髎
上關
下關
本神
通天
承靈
絡卻
玉枕
正營
目窗
臨泣
曲差
神庭
上星

前髮際傍行凡七穴

前髮際傍行圖

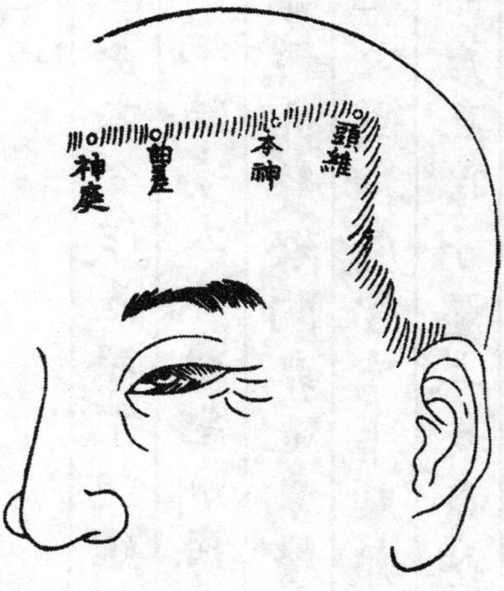

神庭甲乙一名髮際。本事髮際直鼻甲乙禁刺甲乙

按外臺秘要方。本事方。資生經。聖濟總錄。並作入

髮際伍分。諸書從之。千金翼方。載一說曰。入髮際

壹分。東醫寶鑑曰。額前。皆拘矣。類經有髪高者。髪際是穴。髪低者。加貳參分之說。凡髪際高低。以意將息而得穴。亦無用之辨也。今從古說

曲差 一名鼻衝。俠神庭兩傍。各壹寸伍分。在髪際。正頭取之

按。差。徐氏鍼灸大全。作羌。誤。十四經發揮類經鍼灸聚英。吳文炳鍼灸大成。楊繼洲鍼灸大成。作入髪際。醫宗金鑑。作髪際間。非也。東醫寶鑑。作入前後際。誤也。此穴去神庭壹寸半。則難折量。今以直睛明上。為曲差。直瞳子髎上。為本神。其間以直目瞳子上。入髪際伍分。為臨泣。不然。先定額角自神

庭至額角為肆寸伍分。分置四穴大原先安醫門
摘要曰。神庭直鼻上。入髮際伍分則曲差亦入髮
際伍分。無替之說。不可從。
本神甲乙曲差兩傍各壹寸伍分。在髮際。甲乙
按此穴直絲竹空上髮際故甲乙經屬髮際傍行
部。千金方屬面部第四行至絲竹空瞳子髎可見
甲乙。千金載一說曰。直耳上。入髮際肆分。千金翼
作貳分。諸書皆有此說。不取。外臺作上目直耳上
入髮際肆分。東洋先生曰蓋上目是一曰之誤。又
醫學入門作臨泣外壹寸半。而臨泣直瞳子處曲
差。本神中間。

頭維甲乙額角髮際俠本神兩傍各壹寸伍分甲乙禁灸。甲乙

按氣府論云。足陽明脉氣所發者。額顱髮際傍各三。王氷次註曰。謂懸顱陽白頭維左右共六穴也。資生。神應經。類經。聚英。呉文炳。金鑑。作入髮際。非矣。菅沼長之鍼灸則曰。入髮際壹寸伍分。妄矣。千金曰。灸頭兩角。兩角當迴毛兩邊起骨是也。蓋指此穴。神應經曰。取曲鬢一寸。非也。

頭中行。直鼻中。入髮際壹寸。却行至風府。凡八穴。

頭中行二行三行之圖

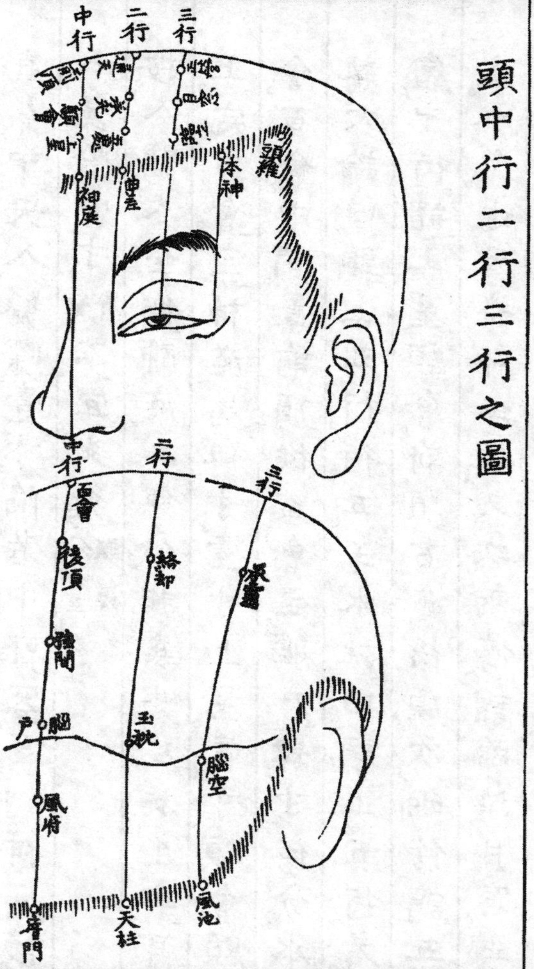

叢桂亭藏

上星。甲乙 一名鬼堂。千金 一名明堂。資生 一名神堂。類經 顖上直鼻中央。入髮際壹寸。陷者中。可容豆。甲乙 神庭後入髮際壹寸。聖濟 不宜多灸。外臺 引甄權

按。入門大全。作神庭上伍分。非矣。先以旋毛與耳上。定百會。至神庭爲伍寸。壹寸上星。壹寸顖會。顖會百會中間。置前頂。從百會至腦戶。肆寸伍分。水熱穴論曰。頭上五行。行五。王冰註曰。頭上五行者。當中行。謂上星。顖會。前頂。百會。後頂。次兩傍謂五處。承光。通天。絡却。玉枕。又次兩傍。謂臨泣。目窗。正營。承靈。腦空也。按中行。凡七穴。行五。則餘強間。腦戶。二穴。未聞古人論及之者。暫俟知者。千金作神

庭上貳寸。資生經。載。明堂經。所謂明堂。卽此穴。今

移入一名千金翼鍼灸篇曰。卒癲灸督脉三十壯

在直鼻人中上入髮際三報之未知何處

顖會。甲乙一名顖上。一名鬼門。千金一名顖門李時珍奇經八脉攷

一名頂門。大成上星後壹寸骨間陷者中。甲乙禁刺

入門寶鑑

按入門。後作上醫門摘要作壹寸伍分非矣。千金

翼曰。邪病鬼癲。囟上主之。一名鬼門千金註囟。顖

會。一名鬼門。字書云。囟古作顖。又諸風篇曰神庭

上貳寸。隔上星說分寸。故不取千金翼作壹寸誤。

前頂甲乙顖會後壹寸伍分。骨間陷者中。甲乙

按明堂作百會前壹寸類經亦載此說非矣入門後作上

百會（甲乙）一名三陽五會（甲乙）一名鬼門一名浧丸宮（本事）一名巔上一名天滿（類經）一名三陽一名五會（大成）巔上（素問）前頂後壹寸伍分頂中央旋毛中陷可容指（甲乙）頭頂以中肘后直兩耳尖（發揮）

按項中央之項外臺作項字誤資生神應發揮類經聚英古今醫統容指作容豆無異義甲乙旋毛中三字以大概而言之肘后方作直鼻中入髮際伍寸神應經作去前髮際伍寸後髮際柒寸是以骨度折量也然腦戸在枕骨上妄用折量多差謬

三陽五會。史記扁鵲傳正義曰。三陽太陽少陽陽明。五會百會。胷會。聽會。氣會。臑會也。或以此說註之。難經曰。八會者何也。然。府會大倉。藏會季脇。筋會陽陵泉。髓會絕骨。血會膈俞。骨會大杼。脉會大淵。氣會三焦外一筋。直兩乳內也。熱病在內者。取其會之氣穴也。滕萬卿註之曰。按內經。載熱病五十九刺法。各處熱邪隨分取之。由是立八會法。以適簡約。蓋此八會十三穴。諸熱在內者。各隨其部分而治之。虢太子尸蹷。取外三陽五會者。豈止百會一穴。疑兼取此會之五處者。可知矣。然三陽五會之名。出甲乙經。又肘后方。治尸蹷方。針百會針入三分。補之外臺方。治尸厥針百會。通鑑。唐高宗。苦頭重不能視。召侍醫秦鳴鶴。診之。刺百會腦戶二穴。胡三省曰。鍼灸經。百會。一名三陽五會。腦戶一名合顱。是爲百會。一名者。尚矣。孫真人曰。腳氣舊法。多灸百會風府。五臟六腑俞募頊來。灸者悉覺引氣向上。愼不得灸。以上大忌之

後頂甲乙一名交衝。甲乙百會後壹寸伍分。枕骨上甲乙陷者中。明堂

按入門。百會後之後。作下。明堂。枕上有玉字非

強間甲乙一名大羽。甲乙後頂後壹寸伍分。甲乙腦戶前壹寸半。千金翼一曰禁灸類經

按。先取枕骨上，定腦户。腦户。百會間，置後項強間。

千金翼曰。大門，腦後尖骨上壹寸。似指強間，羽門。

字畫相近。詳于奇穴部。

腦户素問一名匝風作各切一名會額甲乙一名合顱外臺跳

骨，上。強間，後壹寸伍分。甲乙不可灸。令人瘖。甲乙刺。

頭中腦户。入腦立死。素問灸五壯。次註

按跳。骨空論曰。脊骨上空。在風府上。王冰曰。上謂

腦户穴跳。當作枕。諸書作枕。是枕骨。圓頭大骨也。

仰卧，當枕者。骨空論云。頭橫骨為枕是也。自後項

至此廣參寸。凡言枕骨腦户蓋在枕骨之鋭者，上。

又云。顱際鋭骨。蓋指之也。甲乙曰。跳骨蓋以鋭骨

爲跳骨跳字。似有其意也。通鑑。秦鳴鶴。刺高宗胡三省曰。鍼令人瘂。舊傳。鳴鶴。鍼微出血。頭疼立止蓋此穴以禁鍼。微出血也。

風府素問一名舌本。甲乙一名鬼枕。一名鬼穴。千金一名曹谿。本事髓空在腦後伍分。顱際鋭骨之下。素問七次脈。頸中央之脈。督脈也。名曰風府。靈樞頂上入髮際壹寸。大筋內。宛宛中。疾言其肉立起。言休其肉立下

甲乙禁灸甲乙

按。骨空論云。風府在上椎。上椎者。蓋天柱骨之第一節。伏而不見者也。宛宛。舊作穴穴。今訂之。此穴直高骨下。不拘折量。故甲乙經。不言腦户下壹寸

古說可見也。千金作項後入髮際壹寸去上骨壹寸。千金翼。作瘂門上壹寸。入門大全。作腦户下壹寸半。不取。

頭第二行直眉頭俠中行，各壹寸半，卻行至玉

枕，凡十穴。

五處甲乙督脈傍。去上星壹寸伍分。甲乙曲差後壹寸增註

禁灸甲乙 灸三壯外臺

按入門五作巨字誤。類經金鑑作曲差後伍分，非

也。第二行前從眉頭睛明，後至天柱，係一線定之。

曲差至玉枕，爲陸寸半，布置諸穴

承光甲乙五處後貳寸。甲乙外臺五處後壹寸千金千翼次註。五處

後寸半。資生聖濟 禁灸甲乙

按三說不知孰是，姑從甲乙經。入門作巨處後守

誤。

通天甲乙一名天臼。甲乙承光後壹寸伍分。甲乙

按。臼。外臺。作白。寳鑑。作伯。類經。一說直百會傍壹寸伍分。是以承光爲五處後壹寸伍分。故有此解。

絡却甲乙一名強陽。一名腦蓋。甲乙通天後壹寸參分。甲乙

禁刺入門

按。腦。醫統。作胸。字誤。外臺。作反行。在通天後。反行。無謂。神應經云。腦後髮際上。兩傍起肉上。各壹寸參分。腦後枕骨。俠腦戶。自髮際上肆寸半。然玉枕俠腦戶蓋此說非也。諸書作通天後壹寸伍分。說見下。

玉枕甲乙絡却後柒分。甲乙次註柒分半。千金、千金翼、外臺俠腦戶傍。

壹寸參分。起肉枕骨。入髮際參寸甲乙一云禁刺。

類經

按資生經曰。銅人云。玉枕在絡却後壹寸半。明堂上下經。皆云柒分半。若以銅人爲誤。則足太陽穴亦同。若以明堂爲誤。不應上下經皆誤也。予按素問註云。玉枕在絡却後柒分。則與明堂之柒分半相去不遠矣。固當從素問爲準。然而玉枕二穴。既俠腦户矣。不應止柒分。則至于腦蓋也。銅人壹寸半。蓋有說焉。識者當有以辨之。註曰。今以諸經校勘。在絡却後寸半者。是張介賓曰。甲乙經之數。與督脉之數。不相合。蓋骨度篇載中行分寸。未言側

行意側行長不及中行。乃可知也。顱頂圓形不同
故分寸。不可定也。絡却曰壹寸參分。玉枕曰柒分。
資生。聖濟作絡却，後壹寸伍分。發揮。類經。聚英入
門。醫統。呉文炳。金鑑。大成。從之非是。以上諸穴俠
中行壹寸伍分。至此曰壹寸參分。是側行稍狹貳
分。猶腹部狹於胸部也。古來之說。不可不知也。側
行之穴。難折量。故不取入髮際參寸，五字依枕骨
上起肉。村上親方骨度正誤。承靈。腦空。去督脈各
貳寸壹分。風池去督脈各貳寸。絡却。玉枕。去督脈
各壹寸伍分。天柱去督脈壹寸參分。未詳其所據。
蓋臆說。

頭第三行直瞳子上。入髮際伍分。却行至腦空

九十穴。

臨泣（甲乙）當目上眥直入髮際伍分。陷者中。（甲乙）正睛取之（類經）一云禁灸（類經）

按。氣府論云。直目上髮際內。各五。次註云。謂臨泣目窓。正營。承靈。腦空也。上眥。千金。千金翼。外臺。同。次註。資生。聖濟。以下無眥字。是也。第三行。前自直瞳子。後至風池。引一線定第三行。自前髮際至腦空折量。爲伍寸伍分。入髮際伍分。取臨泣。次第處置腦空。俠玉枕。其穴易得也。

目窓（甲乙）一名至榮。（甲乙）臨泣後壹寸。（甲乙）

按榮。外臺。作營壹寸。大成。作寸半。非也。

正營　目窓後壹寸

承靈　正營後壹寸伍分　一云禁刺　類經

按千金翼。作壹寸。非也。

腦空　一名顳顬　承靈後壹寸伍分。俠玉枕骨下。陷者中。

按顳大全。作頸。誤。玉枕者。穴名。骨者。枕骨。俠玉枕傍有骨。其下。故言骨下。千金。作俠玉枕傍。枕骨下陷中。是次註曰。俠枕骨後。枕骨上。不可讀。入門云。搖耳有空。不取。與奇穴顳顬同名異穴。聖濟曰。魏公苦患頭風發即心悶亂目眩。華佗當鍼而立愈。

後髮際傍行凡五穴

瘖門素問一名舌横一名舌厭甲乙一名瘂門千翼一名舌腫寳鑑項後中復骨下素問後髮際宛宛中入繫舌本仰頭取之甲乙不可灸灸之令人瘖甲乙禁深刺類經

按氣府論云項中央二次註曰謂風府瘖門二穴也舌横外臺作横舌舌厭醫統作厭舌瘂入門作瘂千金翼曰一云腦戸下參寸次註曰去風府壹寸呉文炳從之聖濟神應發揮呉文炳皆曰入髮際伍分寳鑑曰風府後伍分説已見此穴不須折量古書不言分寸者可見張介賓曰大推上骨節空也復當作伏蓋項骨三節不甚顯故云伏骨下

也。

天柱素問項中。大筋兩傍，素問俠項後髮際大筋外廉。陷
者中。甲乙

按口問篇曰。天柱經。俠頸。俠頸者。頭中分也。經者。
蓋所謂流注也。

風池素問風府兩傍。素問顳顬後。髮際陷者中。甲乙按之引
於耳中。欠註

按入門曰耳後壹寸半拘兵顳顬腦空一名。是與
頷厭等註顳顬不同。資生既作腦空是也。類經曰。
大筋外廉。非矣。聚英醫統大成作顳顬後。腦空下
誤也。

耳上凡八穴

耳上之圖

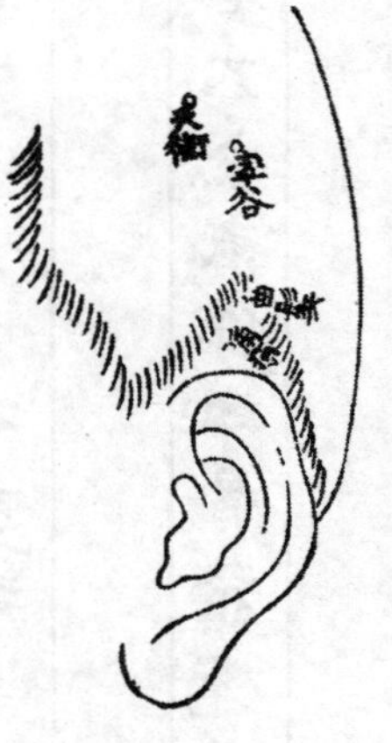

天衝（甲乙）耳上如前參分（甲乙）

按千金衝作衢。誤。千金千金翼外臺資生作參寸。誤。發揮類經聚英大成作耳後髮際貳寸。然千金側人明堂圖中天衝在懸顱懸釐後耳上穴明矣。別有伏人耳後六穴此穴不與焉。素問云。兩角上

各二。註曰、謂天衝曲鬢甲乙。有頭緣耳上卻行至
完骨部。自天衝始。故今以此穴取耳上貳寸如前
參分入門。作承靈。後壹寸半是腦空穴也。醫統。作
耳後髮際貳寸。如前參寸金鑑。作從率谷後行耳
後參分許入髮際貳寸並非也。諸書言耳後者。蓋
耳上誤。特聖濟與甲乙同。

率谷甲乙耳上入髮際壹寸伍分。嚼而取之。甲乙陷者。宛
宛中。明堂

按外臺明堂。作蟀谷。大全或作率骨。發揮有如前
參分字。不知何據。

角孫甲乙耳廓上。中間。開口有孔。甲乙髮際下。次註 禁刺

入門

按千金。千金翼。外臺。資生。聖濟。神應。作耳廓中間上。次註。作耳上郭表之中間。上髮際之下。入門。呉文炳作耳廓上中間髮際下。得之。氣府論云。耳郭上各一。次註曰謂角孫。甲乙。廓字下。蓋脫上字。今補之

曲鬢 甲乙 耳上入髮際曲隅陷者中。鼓頷有空。甲乙

按。明堂大全。作曲髮。王執中曰。曲髮疑髮（髮當作鬢）又字誤也。聚英作曲鬢。千金。千金翼無入字。是宜削之。世人以耳前曲周下。小曲髮際。爲曲鬢。甲乙。屬耳上部。千金。千金翼。共不屬耳前。入門曰。以耳掩

前尖處是穴。恐有耳之大小。然稍爲勝前說。

耳後凡十二穴

耳後之圖

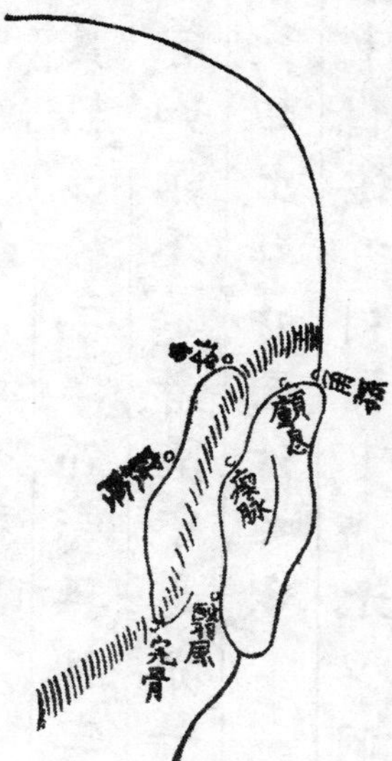

顱息甲乙 一名顱顖。大全 耳後間青絡脈甲乙 青脉中。聖濟

刺入一分。出血多則殺人。甲乙 禁刺資生、聖濟、入門。

按入門。聚英。息作顖。大全 寶鑑為一名 間字蓋傳寫誤。在青字上。千金千金翼外臺作青脉間是也。入門作耳後上金鑑作耳後上間。皆非矣。岡本曰。耳後上尖骨陷中。此說近是。逼耳而取穴也。瘈脉。翳風。皆同。

瘈脉 甲乙 一名資脉 甲乙 耳本後雞足青絡脉。刺出血如豆汁。甲乙 青脉中 聖濟 禁灸 千金 禁刺 入門

按。千金千金翼無後絡二字。外臺無脉字。岡本曰。耳後正中起骨。如雞拳足者。陷中是亦一說。聖濟曰。不宜出血多。即出血如豆汁之意。

翳風 甲乙 耳後陷中。素問 按之引耳中。甲乙 先以銅錢二十文令患人咬之。尋取穴中。聚英 鍼經 引

按明堂云。耳後尖角。是與瘈脉混。醫統。呉文炳。大成。從之。入門。作耳珠後。並非。

浮白 素問 耳後入髮際壹寸。甲乙

按千金翼註曰。翳風前竅陰後。外臺曰。下曲頰後。並非。據完骨外上定浮白下定完骨中間取竅陰。

竅陰 甲乙 一名枕骨。類經 完骨上。枕骨下。搖動應手。甲乙

按資生。聖濟等。作搖動有空。無應手之文。似不可解。入門。醫統。作搖。耳有空。甲乙。搖動言動脉。故曰。應手。金鑑。作耳後高上枕骨下。非也。與足部竅陰同名異穴。聖濟。作首竅陰。

完骨 素問 耳後入髮際肆分。甲乙 旁。完骨。增註

面中行直神庭下行凡五穴

面總圖

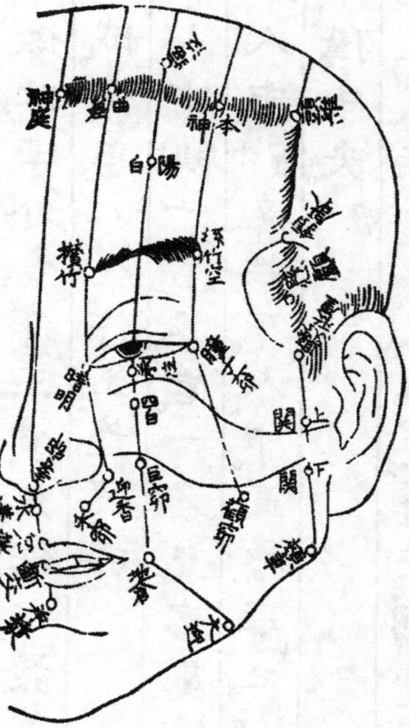

素窌甲乙一名面王。甲乙鼻柱上端。甲乙陷中。入門準頭。類經

禁灸甲乙

按窌。諸書或作髎。外臺。作扇。髎窌以音通用。扇又同。無異義。下倣此。王。外臺。作王。資生。作上。聚英醫統。呉文炳。大成。作正。大全。作土。蓋寫誤。

水溝甲乙一名鼻人中。肘后一名鬼宮。一名鬼客廳。千金一名鬼市。一名人中。千金翼鼻柱下人中。直脣取之。甲乙陷中。類經鼻柱下。溝中央。神應

按聚英醫統。大成。作近鼻孔。非是。醫學綱目曰。口含水突處。七種類稿曰。人居天地之中。天氣通於鼻。地氣通於口。天食人以五氣。鼻受之。地食人以

五味口受之。此穴居中。故云。若曰人有九竅。自人中而上。皆雙。自人中而下。皆單。故云此則可名爲竅中。又老子釋畧曰。鼻爲天門。口爲地戸。天地間人中是也。

兌端千金唇上端。甲乙上唇中央尖尖上。入門

按甲乙兌端。作壯骨。字誤。目録。又作兌骨。明堂。作頤前下唇之下。開口取之。是承漿穴。不可從。大全曰。唇珠上。珠字無謂。此強作歌括之弊也。

齗交素問唇内齒上。齗縫中。甲乙齗縫筋中。資生

按齒上。類經。作上齒。千金。外臺無中字。金鑑。大成。齗作齦。義同。内經集註曰。齗交穴一在唇内齒下

齗縫中。蓋上古以齗交有二。督脉之齗交入上齒任脉之齗交入下齒也。以上下之齗齒相交故名齗交。未知據何書。不可從。盧復醫種子曰。蜀僧慧融入漸遊會稽。針佝僂人。使之卧。取齗交穴。骨節漸伸。尋愈。此穴乃督之井也。脊中骨節屬督脉所轄。氣機一透。骨自然伸。似玄門轉河車法。能開關交會。可至長生。況一伸骨節乎。斯法書不從載。慧融。靜中悟出。

承漿 甲乙 一名天池 甲乙 一名鬼市。千金 一名懸漿。資生 一名垂漿。聖濟 頤前脣之下。開口取之。甲乙 脣下宛宛中。肘后 下脣之下。千金 下脣稜下。明堂 陷中。發揮

面第二行。直曲差下行。凡八穴

攅竹甲乙一名員在。一名始光。一名夜光。一名明光。甲乙一名元柱。醫統眉頭。又云。眉本。素問陷者中。甲乙禁刺灸。入門

按員在。資生作員柱。寶鑑大成作圓柱。在。疑寫誤明光。資生。大成。作光明。始光。聚英。醫統。呉文炳。作始元。

睛明甲乙一名泪孔甲乙。外臺作淚孔。泪淚同字。一名淚空聚英目内眥素問内眥外。甲乙禁灸資生禁刺入門

按千金。作精明。精睛音通。類經曰。内眥外。壹分宛宛中。入門曰。紅肉陷中。並非也。甲乙。次註。皆曰。灸

三壯。醫統曰。或問睛明迎香承泣絲竹空皆禁灸何也。曰。四穴近目。目畏火。故禁灸也。以是推之則知睛明可灸。王註誤矣。而醫統穴下註灸三壯。可謂矛盾。

迎香 甲乙 一名衝陽。甲乙 鼻空外廉。素問 禾窌上。鼻下。孔傍。甲乙 不宜灸。外臺

按孔。外臺作乳字誤。千金作和窌上壹寸鼻孔傍。誤。入門。呉文炳。並大成。作禾窌上壹寸。神應經。作鼻孔傍伍分。皆非。說見下。

禾窌 甲乙 一名頗。外臺 一名長頻。資生 直鼻孔下。俠谿水溝傍伍分。甲乙 禁灸。入門

按窌。明堂。作聊。蓋音相通、頔。大成作顴。長頰。大全、作長髎。聚英作長頻。又大全曰。禾髎一名禾窌。髎窌同字。故不取。俠字下谿字。衍。千金等無之。是也。宜削之。禾窌在水溝、傍伍分。迎香。又在禾窌上鼻下孔傍。則迎香。逼鼻孔。取之。氣府論云。鼻孔外廉、此之謂也。千金曰。迎香在禾窌（禾原作和字訛）上壹寸。是入鼻孔。神應。資生。發揮等。迎香註曰鼻孔傍伍分者誤矣。經絡流注。右左行。左右行則歷水溝過鼻孔外廉而上。可以證也。資生曰。銅人經禾髎二穴。在鼻孔下。俠水溝傍伍分。明堂下經。作禾窌。窌即髎也。上經。乃作和窌。皆云在鼻孔下俠水溝傍伍分則是一穴也。而銅人手少陽穴。復有和窌二穴。在目前兌髮陷中。其穴相去遠矣。恐明堂上經。誤寫禾字作和字也。

面第三行直目上臨泣下行、凡十二穴

陽白甲乙 眉上壹寸、直瞳子。甲乙

按入門。陽作揚字誤。資生、聖濟作直目瞳子

承泣甲乙 一名鼷穴、一名面窌。甲乙 目下七分、直目瞳子。甲乙 陷中。資生 正視取之。金鑑 禁灸。甲乙 灸三壯。資生 禁刺。資生

按鼷、外臺作谿。千金翼曰、目下七分匡骨下。外臺甄權曰、眼下捌分。共非是。金鑑曰、目下胞

四白甲乙 目下壹寸、面頄骨顴空。甲乙 直瞳子。發揮 正視取之。類經 禁灸。類經入門

按頄。顴。頞。頔。義未詳。頄音逵。玉篇。面顴也。廣韻。頞。頄

間之骨、集韻、與頯同。臛骨也。顴音權。廣韻、頔也。集
韻、輔骨、曰顴。或作䪼。或作臛。與頄頯音別。義同。通
作權。頯音逵。集韻面頯也。說文權也。集韻、頰骨、一
曰厚也。或作頄。頔音拙。面、秀骨。博雅、顴頄頔也。俱
混、為同義。然一骨數字可疑。因考頄、是頰間骨之
總名。餘字是頄骨中之名。何則頔者。漢高祖。隆頔
龍顏。史記作隆準。準音拙。集韻、面顴也。莊子顙頯
然。註、高露發美之貌。爾雅、博而頯。註中央廣。兩頭
銳。乃頄骨、秀銳高露者也。高祖、頄骨鼻傍高秀連
頰骨。故曰龍顏。从出。高出也。由是觀之、目下宛宛
際。纔容一指、乃壹寸也。其間柒分。而取承泣、其餘

參分。到頄骨秀高處。是顴也。顴髎下註。已曰兌骨。可以見也。面。舊作向氣府論云。面鼽骨空。各一。王氷曰。謂四白穴也。又下文顴髎註有面頄骨字。内經本不分部。故曰面甲乙經。據内經遂用面字。傳寫誤作向。故今改之。千金。外臺等。無面以下五字。鼽字書不載。蓋頄古字。經脉篇云。目黄口乾鼽衄。又云。淚出鼽衄。从九者音裘。説文病寒鼻窒也鼽。鼽易混故記。

巨窌甲乙 俠鼻孔傍挧分直瞳子甲乙

按巨千金翼。資生作臣字誤。聚英。呉文炳。醫統。大成。共曰平水溝非也。大成引聚英曰。巨髎一名巨窌。今本不見。大全。亦為一名髎窌義同。今不取。

地倉甲乙一名會維。甲乙俠口傍肆分。如近下。甲乙有脈微

微動。若久患風其脈亦有不動者。本事

按會。外臺。寶鑑。作胃。千金翼。一說曰。口角一韭葉

近下。動脉。資生。本事。口下有吻字。分下有外字。發

揮。無如近下三字。

大迎素問一名髓孔甲乙在口下。當兩肩。素問曲頷前壹寸

參分。骨陷者中。動脈甲乙地倉下斜向後頷骨上。增註

按參分。千金。千金翼。外臺。資生。聖濟。大成。作貳分。

次註以下諸書。皆同甲乙。

面第四行。直本神下行，凡六穴

絲竹空 甲乙 一名巨窌。甲乙 一名目髎。外臺 眉後 素問 陷者中、

甲乙 眉尾，骨後 入門 動脈。增註 禁灸。甲乙

按目髎。大全作月髎。巨窌。恐字誤。入門。脫空字。

瞳子髎 甲乙 一名太陽。一名前關。千金註 一名後曲 外臺 目

外去眥，伍分 甲乙 動脈 增註 禁針灸。入門

按資生曰。前關目後半寸。亦名太陽穴。又曰。銅人

有上關。下關。各二穴。素問亦同。明堂上下經。有上

關而無下關。惟上經。有前關，穴。又不與下關，穴同

在上關之下。恐別自是前關，穴。一名太陽穴。理風

赤眼頭痛目眩澁等，疾。所不可廢。故附入于下關

之後。乃今據千金方前關。太陽。即瞳子髎。一名也。

資生。爲別穴者誤。

顴髎（甲乙）一名兌骨。（甲乙）鼽骨下（素問）面頄骨下廉陷者中。

（甲乙）兌骨端。（外臺）禁針灸。（入門）

面第五行。直頭維下行。凡十二穴

頷厭甲乙耳前角上。素問曲周顳顬上廉。甲乙頭維直下髮際。增註禁深刺。次註

按醫學綱目曰。周當作角。非曲周者。自額角下耳前髮際。其形曲周者。顳顬上廉。資生大全並言腦空上廉非也。顳顬。註家多誤為腦空。蓋腦空一名顳顬。遂以相混耳。既有上廉等之語。非穴名者。可見也。即俗所謂米嚼也。自髮中出顏面者。顳顬上廉頷厭也。中央懸顱也。下廉懸釐也。皆取之髮際。故謂曲周。千金傷寒篇曰。顳顬穴在眉眼尾中間上下有來去絡脈。是其非腦空者。可見。外臺作曲

角。次註。醫統。作曲角下。資生。聖濟。發揮。聚英。呉文
炳。寶鑑。作曲周下。類經。作耳前曲角。入門。作對耳
顴角外。金鑑。作兩太陽曲角上廉。大成。作曲周上
愈精愈疑。稱角者。有二。顴髮際作角者一。耳前髮
際作角者一。故內經。頭維曰額角。又頷厭懸釐曰
耳前角。又言曲周者。顴角下。髮際曲周者是也。言
耳前角者。髮際曲周而更出。又作角者是也。故內
經。有角上角下語。腦空穴在腦骨之空處。故曰腦
空。一名顳顬。不與此顳顬同。故讀古文者。不可不
知也。諸家不知角義及腦空義。妄意改易。可不慎
哉。諸書謂曲周下者。即就眉上髮際而言下懸顱

懸釐。謂曲周上下非就耳前髮際斜向目外眥者而言上上下字不易解世人多疑之故一從甲乙經千金同曲角曲周者所謂小額也。

懸顱甲乙一名髓空。素問直解耳前角下素問曲周顳顬中。甲乙

按骨空論云髓空在腦後伍分與此不同素問直解。又載一說曰。腦後叁分鋭骨之下是與骨空論髓空混今為一名髓空者未知其當否暫記以資博聞千金翼作顳顬上廉中外臺作曲角顳顬上廉次註。作曲角上資生。聖濟發揮寶鑑。作曲周上聚英。作顳顬中廉入門。作斜上額角中醫統。作曲角下顳顬上廉與文炳。頷厭懸顱二穴同註類經。

金鑑作耳前曲角上兩太陽之中大成作曲周下
以上諸說要皆是大同小異而與頷厭混
懸釐甲乙曲周顳顬下廉甲乙
按千金翼釐作鼇字誤外臺周作角次註醫統呉
文炳作曲角上兩太陽下廉資生聖濟發揮聚英
寶鑑大成作曲周上金鑑作耳前曲角上入門作
從頷斜上頭角下陷誤
上關素問一名客主人素問一名容主一名容主大全一名
太陽醫壘元戎耳前上廉起骨端開口有孔甲乙動脉宛
宛中資生下關上隔一骨醫門摘要禁深刺甲乙
按千金千金翼外臺次註無端字發揮類經聚英

入門醫統。呉文炳。作起骨上廉。大成。作耳前骨上
千金翼。作聽會上壹寸。金鑑曰。聽會上。直行壹寸。
並非也。靈樞云。刺上關者。呿不能欠。欠者張口也。
張口而復合也。是開口取穴也。即甲乙所謂開口
有孔之義也。聖濟曰。若刺深令人欠而不得欯是
費解。

下關 素問 客主人。下耳前。連脉。下空下廉。合口有孔。張口即閉。甲乙 耳中有乾擿抵不可灸。甲乙。註曰。擿一作適之。不可灸。一作鍼久留鍼。

按靈樞云。刺下關者。欠不能呿。是合口有孔也。資
生。類經。聚英。入門。醫統。寶鑑。無下空二字。連古文

動字。千金翼曰。耳門下壹寸。宛宛中。動脉際。側卧開口取之非。

頰車甲乙 一名機關。一名鬼牀。千金 一名曲牙。類經 耳下曲頰端。陷者中。開口有孔。甲乙

按氣府論云。耳下牙車之後。各一。次註曰。謂頰車二穴也。類經。呉文炳。寶鑑。大成。作曲頰端近前。聚英。頰作領。金鑑作近前捌分。入門作耳下捌分。據千金及翼方。卒中風口噤不開。灸機關二穴。穴在耳下捌分。小近前之説。並似拘矣。資生引千金曰。一名機門。門是關字之誤。又千金翼曰耳下二韭葉。宛宛中。側卧張口取之。不可從也。又千金。十三

鬼穴。耳前髮際。宛宛中。耳垂下伍分。名鬼牀是指頰車。千金翼。無耳前髮際。宛宛中之七字。今移入一名。

耳前凡八穴

耳前之圖

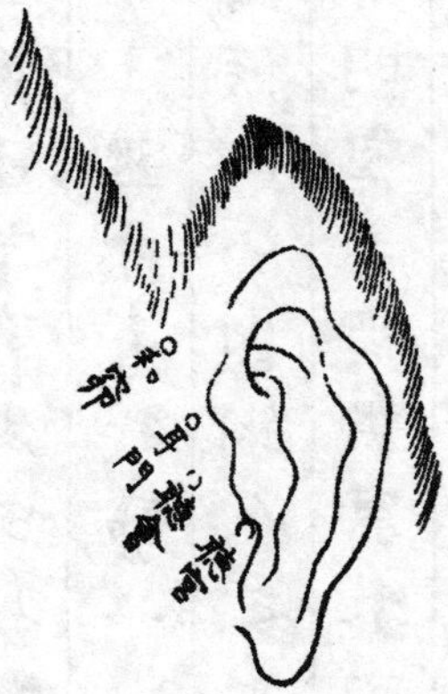

耳門甲乙在耳前起肉當耳缺者。陷中資生耳中有膿及底耳聤耳。皆不灸。外臺禁灸。有病不過三壯甲乙

按。厥病篇云。耳鳴。取耳前動脈。馬蒔曰。即耳門也。

外臺作耳中鈌者。寳鑑從之。醫統作當耳鈌者鈌中。並非。

和髎（千金）鋭髪下。（素問）耳前横動脉。（甲乙）耳門前。（入門）一云禁灸。（類經）

按甲乙和作禾。入門同。千金。千金翼。外臺。以下諸書作和。今從之。三書並無横字。資生曰。和髎二穴。在耳前鋭髪陥中。明堂上經亦有和窌二穴。窌卽髎也。在鼻孔下俠水溝傍伍分。卽銅人之禾髎。明堂下經之禾窌也。或者明堂上經誤寫禾字作和字爾。恐人以和髎和窌爲一穴。故備論之。按一疑二之誤。鋭髪者。所謂波以左賀利。

聽會（甲乙）一名聽呵。（資生）一名後關。一名听呵。（大全）耳前陷者中。張口得之。動脈應手。（甲乙）耳微前。（明堂）耳珠前。（入門）

按類經。呵作河。資生。神應。發揮。類經。聚英。醫統。寶鑑。大成。作上關下壹寸。非矣。類經。金鑑。作去耳珠下。亦非。本事方曰。側臥張口取之。吳文炳曰。一名多所聞。耳中珠子。如赤小豆。是聽宮之註。聚英。醫統。亦同。蓋誤。聽宮作聽會也。千金翼舌病篇曰。聽會。在上關下壹寸動脈宛宛中。一名耳門。亦誤。

聽宮（甲乙）一名多所聞。（素問）一名窻籠。（靈樞）在耳中珠子。大

明 如赤小豆。（甲乙）

按氣血論。耳中。多所聞。二穴。根結篇。少陽根於竅

陰。結窓籠。窓籠者耳中也。甲乙。明字衍。諸書皆無之。是也。入門。作耳前珠子傍。是耳門穴也。今據内經甲乙經當在耳中珠子上。

項頸部第二凡十九穴

骨度篇曰。結喉以下。至缺盆。長肆寸。

項頸之圖

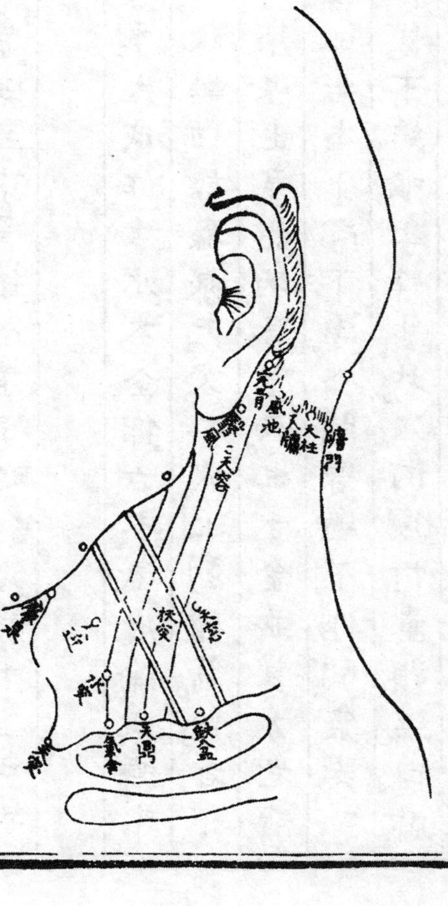

廉泉（靈樞）一名本池，（甲乙）一名舌本。（資生）頷下結喉上舌本下。（甲乙）當頤直下骨後陷者中。（千金諸風篇）結喉上中央。

（類經）

按舌本，大成作舌水，大全作吉本。氣府論曰，喉中央二。次註曰，謂廉泉天突二穴也。刺瘧篇曰，舌下兩脉，廉泉也。是謂兩脉中央也。千金並翼方、聖濟發揮，無舌本下之下字。入門、寶鑑，下作間。聚英、醫統，作頷下結喉上肆寸。此穴何須折量。類經曰，仰而取之，説見下。

人迎（素問）一名天五會。（甲乙）俠喉之動脈也。又頸側在嬰筋之前。（靈樞）頸大脈，動應手，俠結喉以候五臟氣。（甲乙）

不灸。禁深刺。甲乙

按資生。聖濟。聚英。醫統。大全。呉文炳。寶鑑。大成。無天字。千金翼。作大筋脉。次註。發揮。類經。聚英。入門。醫統。大成。金鑑。作結喉。側。壹寸伍分。此依甲乙。扶突。註然頸側。諸穴。不須分寸。但取筋之前後。此古法也。此穴俠結喉。聖濟曰。仰而取之。不取。

水突 甲乙 一名水門。甲乙 頸大筋。前直人迎。下氣舍。上。甲乙 人迎。下氣舍。上。二穴之中。入門

按突甲乙作天字。誤類經曰。俠氣舍上。内貼氣喉。千金註曰。曲頰下壹寸。近後。並非。

氣舍 甲乙 頸直人迎。下。俠天突。陷者中。甲乙 貼骨尖上有

缺。類經

按類經。作俠天突邊入門。寶鑑。作俠傍拘矣。金鑑。作結喉下壹寸。非。

扶突 素問 一名水穴。外臺 嬰筋之後。靈樞 人迎後壹寸伍分。甲乙

按壹寸伍分。說見前與人迎隔一大筋。是穴也。千金。作氣舍後壹寸半。發揮。吳文炳。寶鑑。聚英。從之。大成。作氣舍上。並非。千金翼。外臺。次註。作曲頰下壹寸人迎後。拘矣。次註曰。仰而取之。非。是凡頸側諸穴。仰則筋脉難摸索。故正面而取之。

天牖 甲乙 一名天頂。大全 缺盆上。直扶突氣舍後壹寸伍

分。甲乙 側頰。入門

按天突側皆言缺盆。取其形狀。故靈樞指天突言缺盆之中者可見焉。直扶突絕句。言此穴在扶突直下。當氣舍後也。扶突與人迎隔筋。其直下就氣舍。後取之次註。作半寸。蓋寸半之誤。資生聖濟以下諸書。作扶突後壹寸。拘矣。千金。作頸缺盆直扶突。曲頰下壹寸。人迎後。與扶突。註混。不可從。明堂作天頂。蓋音通。人以為一名。暫從之。

天窓 素問 一名窓籠。甲乙 俠扶突 素問 曲頰下。扶突後。動脈應手陷者中。甲乙 頸大筋前。資生

按窓。資生作牕籠。外臺。作聾。聚英。大全。作龍。靈樞

云、窓籠者。耳中也。張介賓曰、即聽宮。與此不同。入
門曰、完骨、下髮際、上頸上大筋處誤也。前大成作
聞、又奇穴部。有天窻。與之不同。
天容 靈樞 耳下曲頰之後。靈樞 頰車後陷中。入門
按甲乙、無下字。千金外臺等皆作耳下。千金翼無
曲字。
天牖 素問 頸筋間。缺盆上。天容後。天柱前。完骨後。髮際
上。甲乙 禁灸 資生○醫紱曰。資生云、宜灸一壯。今本無此文。 禁刺。入門
按完骨後。千金千金翼外臺以下諸書作完骨下。
不是。氣府論云、下完骨後各一。次註曰、天牖二穴
可以見也。靈樞。任脈側。七次動脈。一次人迎。足陽

明也。二次、扶突手陽明也。三次、天窓手太陽也。四次、天容足少陽也。五次、天牖手少陽也。六次、天柱足太陽也。七次、風府督脉也。發揮作天窓後窓容字相似、故誤耳。千金作髮際上壹寸。入門從之、就髮際上求之於嬰筋頸筋間、乃上兩筋合。下髮際也。故不須折量分寸。其言壹寸者誤。入門作耳下大筋外。類經云、上俠耳後壹寸。亦誤矣。明堂云、貞骨穴下髮際宛宛中。貞骨穴未詳。恐完骨之誤。

缺盆素問一名天蓋甲乙肩上横骨陷者中。甲乙禁深刺。

甲乙

按天聚英、呉文炳。作尺骨空論云、失枕在肩上横骨間。次註曰、謂缺盆穴也。資生。發揮。聚英。醫統。呉文炳。並作下非是。入門。寶鑑。作前。馬蒔註證發微。作去中行寸半非矣。

水戸醫官篠本淵　子潛

水戸醫官高野龍　子隱

門人

常陽　臼井教美叔韞　同校

水戸　大谷彰　伯常

經穴彙解卷之一畢

經穴彙解卷之二目次

大椎百勞　陶道

身柱　神道臟腧

靈臺　至陽

筋縮　中樞

脊中神宗脊俞　懸樞

命門屬累竹杖　陽關

腰俞背解髓空腰戶髓孔腰柱髓府髓俞

長強窮骨氣之陰郄骶上骨骶撅骨龜尾尾閭龍虎穴曹溪路氣郄尾翠骨三分閭河車路朝天巔上天梯

背第二行自第一推兩傍俠脊各壹寸半下行至骶骨下及八髎凡四十四穴

背第三行自第二椎兩傍俠脊各三寸至二
十一椎下凡二十八穴

附分　魄戶 魂户

膏肓俞　神堂

譩譆　膈關

魂門　陽綱

意舍　胃倉

肓門　志室 精宮

胞肓　秩邊

以上總計單雙凡一百十二穴

經穴彙解卷之二

水戶 侍醫 南陽 原昌克子柔 編輯

肩部第三凡二十六穴

肩之圖

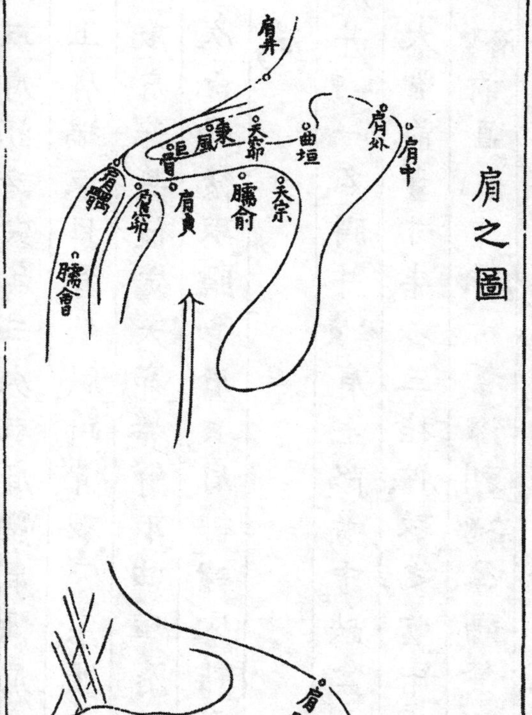

凡取肩部諸穴為三次。取肩髃。肩髎。肩貞是一次也。

上肩端。取巨骨。秉風。踰骨取天宗。臑俞是二次也。

取肩井。其後定天窌。舉臂取曲垣。肩外。肩中是三次也。而後取臑會。肩貞。肩部諸穴難分。故今定此法。

肩井 甲乙 一名膊井 資生 肩上陷者中。缺盆上。大骨前。甲乙 大骨前壹寸半。以三指按取之。當中指下陷者是。

聖濟 前直乳中。增註 禁深刺。聖濟 孕婦禁刺。類經

按膊。聖濟作髆。陷者。千金。千金翼。次註。聖濟。類經。作陷。解。寶鑑。作陷罅。大骨肩上大骨也。非胸前大骨。壹寸半。資生。類經。聚英。入門皆同。不可必拘也。

肘后方曰。兩肩小近頭凹處指捏之安令正得中穴。千金曰。卯偏大癩病灸肩井在肩解臂接處

龔廷賢萬病回春曰。拿捏一條伸手主捏在地與肩一般高。肩上有窩名肩井穴

肩中俞甲乙肩胛内廉去脊貳寸陷者中。甲乙

按胛。舊作甲。千金翼外臺明堂同。古字通用。今據千金訂之。從易讀。下皆倣此。入門作脾字誤。金鑑作髀。類經曰。大椎傍貳寸。金鑑從之。拘入門曰大杼傍貳寸。非矣。就胛内廉而取之。

肩外俞甲乙肩胛上廉去脊參寸陷者中。甲乙

按類經云。與大杼平。似拘入門作去大杼傍參寸

寶鑑從之並誤但可就胛上廉而取之

天窌（甲乙）肩缺盆中毖骨之間陷者中（甲乙）一曰直肩井後壹寸（類經）須缺盆陷處上有空起肉上（聚英）誤鍼陷處令人卒死（聚英所引銅人今本無所見）

按資生作天上髎毖骨千金入門吳文炳大成作上毖骨千金翼外臺聖濟類經作上毖骨次註作上伏骨張介賓曰毖音秘肩髃向肩井缺盆中兩义骨之際内間有秘伏之小骨此毖骨也作毖誤

秉風（甲乙）俠天髎在外肩上小髃骨後舉臂有空舉臂取之（甲乙）

按天舊作人刋誤今訂之在字衍外臺在俠字上

是也。千金。並翼方。作肩上髃後。外臺。聖濟。發揮。作
小髃後資生。髃作髎字誤。吳文炳。作天髎。髎肩上
小顒后。不可讀。蓋錯置入門曰。天宗前。疑窌誤。
曲垣甲乙肩中央曲胛陷者中。按之動脈應手。甲乙
按動脈應手。千金。以下諸書。作應手。痛外臺作按
之痛應手。央作尖字誤。
天宗甲乙肩解下參寸。素問秉風後。大骨下。陷者中。甲乙
肩貞素問肩曲胛下。兩骨解間。肩髃後。陷者中。甲乙禁
灸入門
按解。入門。作罅。通評虛實論云。刺大骨之會各三。
次註曰。大骨之會。肩也。謂肩貞穴在肩髃後骨解

間。

巨骨 素問 肩端上行兩叉骨間。陷者中。甲乙 一曰禁刺。

類經

按明堂。作肩端上。兩行骨。兩行。二字倒置。

臑腧 甲乙 肩臑後。大骨下。胛上廉。陷者中。擧臂取之。甲乙

按氣府論云。曲掖上骨空。各一。次註曰。謂臑腧穴

也。臑。大全。作脇。誤。肩臑次註同千金並翼方外臺。

以下諸書。作肩窌。非矣。金鑑云。從肩貞上行肩端。

臑上。肩骨下。

肩髃 靈樞 一名扁骨 明堂 一名中肩井。一名扁肩。類經 一名

肩尖。外科樞要 擧臂肩上陷者。素問 肩端兩骨間。甲乙 肩外

頭。近後以手按之有解宛宛中。千金 肩頭正中同上 髆
骨頭。資生
按素問。髃骨之會各一。次註曰肩髃穴也。又曰雲
門髃骨次註曰。今中誥孔穴圖經。無髃骨穴。有肩
髃。刺熱論新校正曰。驗今明堂中誥圖經。不載髃
骨穴。尋其穴以瀉四支之熱。恐是肩髃穴。醫門摘
要曰。上有巨骨。後有秉風。不可混。無用之辨哉。千
金註曰。外臺名扁骨。
肩窌 甲乙 肩端臑上。斜舉臂取之。甲乙 肩端外陷。入門 肩髃
後。外廉 図本
按外臺。臑上之下。有陷中。二字。斜作針。誤入門曰。

臑會上非臑發揮作腨誤

臑會甲乙一名臑窌甲乙一名臑交英聚臂前廉去肩頭參

寸甲乙宛宛中資生

按肩頭次註作肩端外臺臂作肩

背腰部第四

氣府論曰。大椎以下至尻尾及傍十五穴。至骶下凡貳拾壹節。脊椎法也。

骨度篇曰。膂骨以下至尾骶貳拾壹節。長參尺上節長壹寸肆分分之壹奇分在下。故上柒節至於膂骨玖寸捌分分之柒。凡取背部諸穴除脊骨者諸說紛紛按背腧篇曰胸（頭註曰一本作背）中大腧在杼骨端肺腧在三焦之間心腧在五焦之間膈腧在七焦之間肝腧在九焦之間脾腧在十一焦之間腎腧在十四焦之間皆挾脊相去參寸所。則欲得而驗之按其處應在中而痛解乃其腧也。灸之則可。

刺之則不可。氣盛則寫之虛則補之以火補者毋

吹其火須自滅也。以火寫者疾吹其火傳甲乙作拊。其

艾須其火滅也甲乙經曰兩旁俠脊各壹寸伍分。

按量兩乳間去其半肆寸有奇除兩傍各壹寸伍

分餘分壹寸半有奇是脊骨之分也。又素問云。譩

譆在背下俠脊傍參寸所厭之令病者呼譩譆譩

譆應手俠字旁字除骨而言也所者許也古人不

必拘分寸以大概示之故云。按之應在中而痛解

或云譩譆應手也神應經曰。如背俞前賢書中皆

云俠脊各寸半是共折參寸分兩傍取之殊不知

言俠脊其俠字是除骨而言若帶脊骨當以兩傍

各貳寸共折肆寸分兩傍。此說雖得折爲肆寸者
不是。後世又用兩乳捌寸之說度背腰故云去脊
中貳寸。或壹寸伍分共不可從也張介賓遂驗魚
骨。就突處而定穴。蓋原王叔權里醫之說。妄矣。凡
節字取義於竹節故有骨節。關節。手指本節等語。
脊骨突處謂之節。經曰節下間則突處下間是穴
也。且張氏取經文之節下間之語。而作異說。何矛
盾之甚耶凡人之項骨有三。名曰柱骨。又曰天柱
骨。即頸莖也。連脊共二十四節今人誤以項骨高
者。爲大推其幹依肘后方。灸大推在項上大節高
起者。外臺類經。鍼灸大全等以平肩者爲大推香

川太冲曰凡大椎以椎大為名若其骨不大何得謂大椎乎故稱一椎為極當今定以與肩齊為一椎雖椎小亦可也大小固非所拘設令一椎之上或一椎之下有椎特大者則雖在何處亦可稱大椎如是或有二十二椎或有二十椎而不應二十一椎之數矣唯是一椎而後次第算下而以平肩者為大椎者此膠柱之說也為貫解香月牛庵卷懷食鏡曰先師玄益曰凡定大椎法令患人端坐正面動首頸則項骨共動取其不動為大椎甚易知故據此說使人頭俯項骨高起仰則不見是項骨第三節也其下乃大椎也下第七節八節之間

第十四節十五節之間是俯仰屈折之處也從其處上行數之定大椎此亦一法也

馬蒔曰大椎乃督脉經穴至腰俞共二十一椎其曰二十四椎者以項骨三椎不筭也至尾骶穴亦不筭今人灸大椎者但是項骨高起者見其骨高而大誤以爲大椎而取之愚今除項骨三節則大椎又數爲第一椎此說得之按脊椎二十一節古來通說亦無異論蓋是皮上隔肌肉摸索而命之也非剮剥視之數之而言之者陳明善洗冤録曰項與脊骨各十二節註曰自項至腰共二十四髓骨上有一大髓骨人身項骨五節背骨十九節合

之得二十有四。是項之大髄卽在二十四骨之内
此説與今之所見不符。東洋先生臓志曰。脊骨背
面有鰭如魚。其節十有七。上細下巨。如笋之状。此
言一出。而天下大疑之。今驗之脊骨實十七節也
隔皮膚而數之。為二十一節者。併腰髁骨也。其骨
此脊骨巨大内抅。而為臀尻其窮處卽所謂尾骶
骨者是也。其骨背有椎節形。凡四。於皮肉上摸之。
則與脊骨齊。乃與十七節連數為二十一椎。其椎
節形傍宛陷處有孔。通内面。左右各四。卽八髎也
古書曰。第一空第二空者。不誣。洗寃録曰。男女腰
間。各有一骨。大如掌。有八孔。作四行樣者。是也。此

骨。男則圓女則平者所以蘊子宮受胎之地也今取俞穴則連數之爲二十一推處置諸穴而不爲誤發揮註曰按腰髁卽腰監骨人脊椎骨有二十一節自十六椎節而下爲腰監骨挾脊附著之處其十七至二十凡四椎爲腰監骨所揜附而入髎穴則挾脊第一二空云云也又按督脉當脊中起於長強在二十一椎下等而上之至第十六椎下爲陽關穴其二十推至十七推皆無穴乃知爲腰監骨所揜明矣此說誤謬不俟辨焉

腰髁骨。又名腰監骨。又名腰尻骨。八髎者。即其空。今以朽骨圖之。

外面

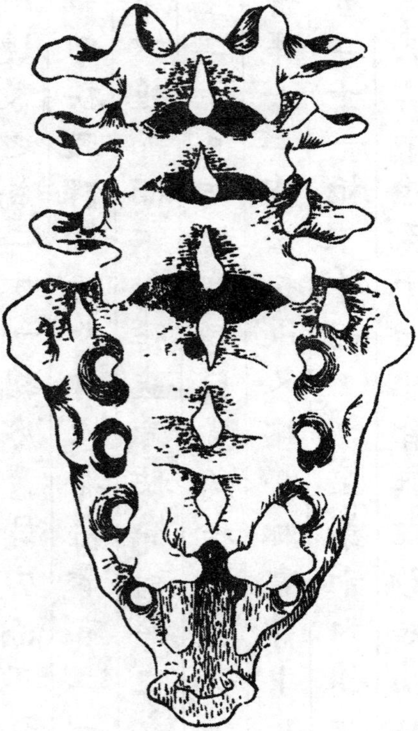

側面

內拘而為臀尻其窮處即尾骶骨。金鑑曰。尾閭一名骶端。一名撅骨。一名窮骨。在肛門後。其骨上端。俗名髈骨。又名尾椿。

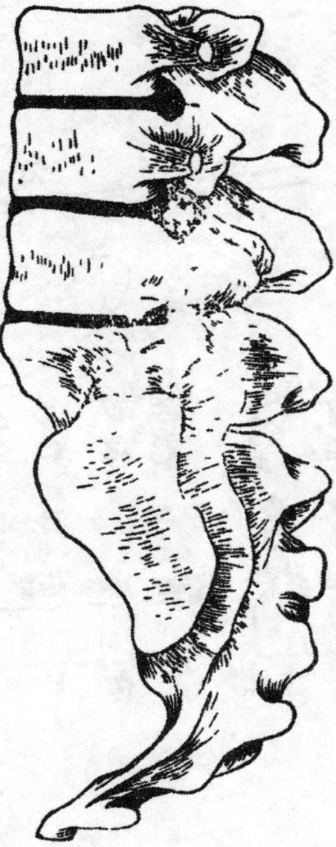

內面

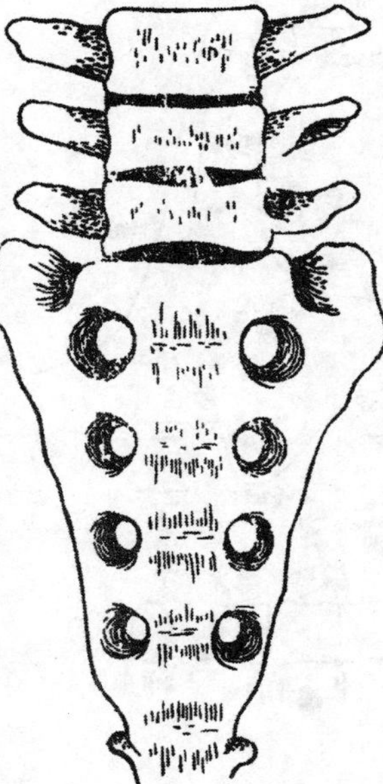

背腰總圖

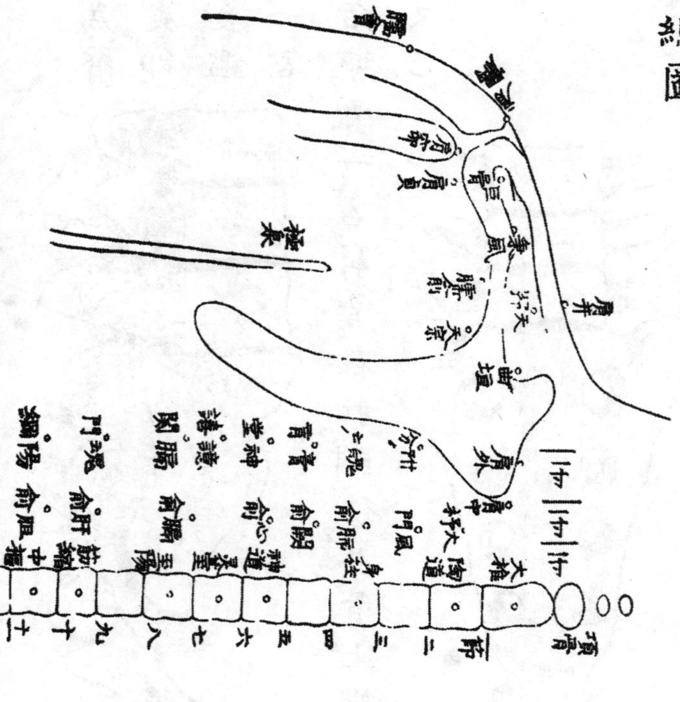

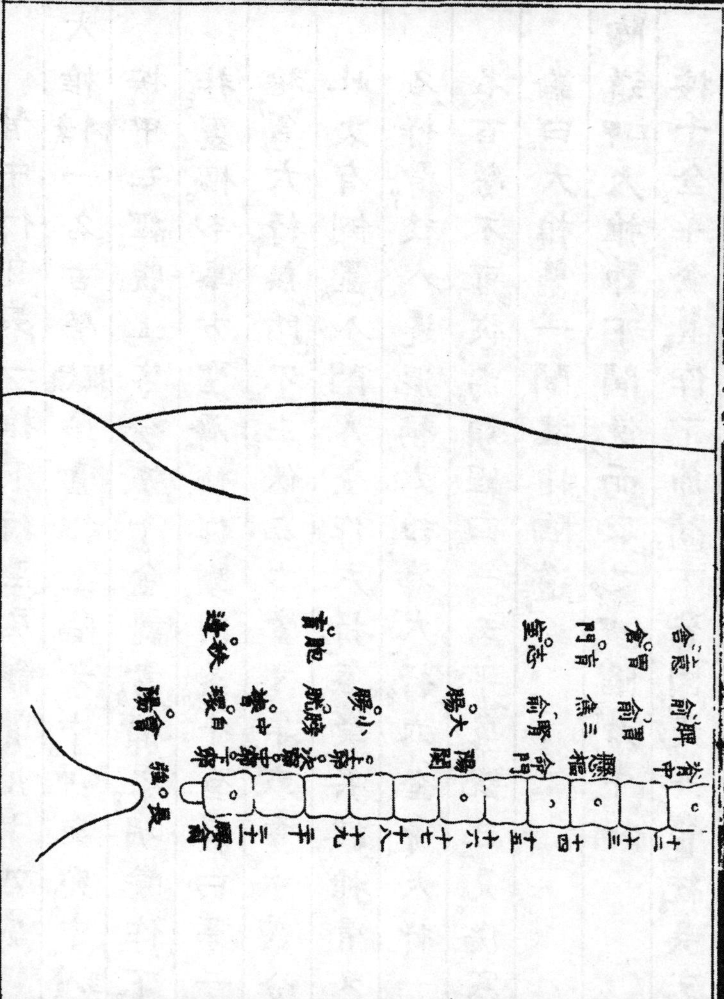
脊中
懸樞
命門
陽關
長強
腰俞
脾俞
胃俞
三焦俞
腎俞
大腸俞
小腸俞
膀胱俞
中膂俞
白環俞
會陽
意舍
胃倉
肓門
志室
胞肓
秩邊

叢桂亭藏

背中行自第一椎。下行至尾骶骨。凡十四穴

大椎（素問）一名百勞。（類經）第壹椎上陷者中。（甲乙）宛宛中。（資生）

按甲乙經。脫上字。今據千金諸書補之。明堂作下。非靈樞。本事方。聖濟。椎作顀。同義。千金翼曰。第一椎名大杼。無所不主。俠左右壹寸半。或壹寸貳分。此文有倒置。入門。大全。作大杼。蓋受其誤。椎骨又名杼骨。後人遂混稱太椎。為大杼。大全等。大杼一名百勞。不可從焉。類經曰。一云平肩。說已見傷寒論曰。大椎第一間。蓋指陶道。

陶道（甲乙）大椎節下間。俛而取之。（甲乙）陷者中。（明堂）

按千金。千金翼。作下節間。下皆同。聚英。醫統。吳文炳等。無節字非。千金諸風篇與甲乙同。

身柱甲乙第三椎節下間。俛而取之。甲乙宛宛中。明堂

按和名塵氣。以治塵氣名之。梶原性全頓醫抄曰。塵氣發於肺臟是也。村上良元慈幼密旨載其候有四。紅知利氣。知利知利氣。波美知利氣。黄知利氣。醫門摘要曰。和俗謂之塵氣。預灸則不生諸病。病氣積於此而傷其身。猶塵氣積柱下生濕氣而破家宅。故即名此穴謂之塵氣。釋西忍所著方書。訓疳為知利氣。

神道甲乙一名臓兪。千金第五椎節下間。俛而取之。甲乙

禁刺。入門。類經一說。

按千金曰。治卒病惡風欲死及肉痺不知人灸第

伍椎。名曰臓腧。百五十壯。多至三百壯。便愈。巽方。

内痺。下有乳癰。二字。

靈臺次註第陸椎節下間。俛而取之。次註禁刺。入門

按刺熱篇云。陸椎下間。主脾熱。是謂靈臺穴。然其名。甲乙。千金。外臺。併不載。資生以下。皆載之。程行道外臺註。引聖濟總録。且云。後人論註所增穴也。

按甲乙所載十一穴。素問云。督脉氣所發者。二十八穴。項中央二。次註曰。謂風府。瘂門。二穴。髪際後中八。次註曰。謂神庭上星。顖會。前頂。百會。後頂。强間。腦戸。八穴。面中三。次註曰。謂素窌。水溝。齗交。三穴。大椎以下至尻尾及傍十五穴。次註以會陽而解及傍二字。然會陽。是雙穴也。加之為十六穴。其數不合

經文蓋亡一穴也。否則督脉氣所發者。二十八穴者。二十九穴之誤。而十五穴。則十六穴之誤歟。

至陽甲乙第柒椎節下間。俛而取之。甲乙宛宛中明堂

按刺熱篇云。柒椎下間。主腎熱。明堂作微俛而取之。

筋縮甲乙第玖椎節下間。俛而取之。甲乙

按入門作筋束。字誤。

中樞次註第拾椎節下間。俛而取之。次註

按類經曰。此穴諸書皆失之。惟氣府論。督脉下。王氏註中。有此穴。及考之氣穴論曰。背與心相控而痛。所治天突。與拾椎者。其穴即此。按氣穴論曰。天

突與拾椎及上紀。次註曰。按甲乙經。經脉流注孔穴圖經。當脊拾椎下。並無穴目。恐是七椎。又註氣府論曰。中樞在第十椎節下間。何其說矛盾乎。與彼背俞註同。王氷踈鹵。不足深責也。馬蒔曰。十椎下無穴。當是大椎。亦遺有中樞。金鑑載此穴。

脊中甲乙一名神宗。資生一名脊俞。明堂資生引第拾壹椎節下間。俛而取之。甲乙禁灸。甲乙禁刺入門

按骨空論曰。灸脊中。説見陽關大全。中作柱。

懸樞甲乙第拾參椎節下間。伏而取之。甲乙

按資生曰。銅人云懸樞在拾參椎節下間。明堂上經作拾貳椎節間。下經作拾壹椎下脊中穴。既在

拾壹椎下。不應懸樞又在拾壹椎下。固知其誤矣。考之素問。亦與銅人同。當以銅人為正。明堂上經亦誤參字作貳字也。要之接脊穴在拾貳椎節下爾。接脊穴。載奇穴部。

命門甲乙一名屬累甲乙一名竹杖俗名第拾肆椎節下間。伏而取之。甲乙

按千金曰。胞落顙。灸背脊當臍。不稱穴名。類經曰。平臍用線牽而取之。恐有差。故不取。又曰千金云腰痛不得動者。令病千金作患人正立。以竹杖千金無杖字拄地。度至臍。千金有斷竹二字乃取杖取杖千金作以度度背脊。灸杖杖千金作竹上二字頭盡千金無盡字處。此法。舊出于肘后

方而文有異同。今閲千金方無竹杖字。類經所引證者。千金翼之文。而腎俞之說也。詳于腎俞條。俗呼為竹杖穴者。蓋興于類經洗寃錄曰。凡命門骨。最屬虛怯。以手擊之。即可立斃。因命門骨左右兩穴有紅筋若細絲。通於兩内腎。拍斷即死。外無痕跡。若有稱拍著命門處。身死只檢驗命門骨紫赤者是也。命門骨。自尾骶骨倒數上第七顀。兩傍各有一小穴者是。

陽關（次注）第拾陸椎節下間。坐而取之。（次注）

按甲乙。千金。外臺不載。資生。作伏而取之。素問曰。失枕。在肩上橫骨間。折使揄臂齊肘正。灸脊中。次

註曰。揄。讀為搖。搖謂搖動也。然失枕非獨取肩上
橫骨間。乃當正形灸脊中也。欲而驗之則使搖動
其臂屈折其肘。自項之下橫齊肘端。當其中間。則
其處也。是曰陽關。在第拾陸椎節下間。督脉氣所
發。按揄是揄誤。

腰俞 甲乙 一名背解。一名髓空。一名腰户。甲乙 一名髓孔。
一名腰柱。外臺 一名髓俞。大全 一名髓府。大成 第貳拾壹
椎。節下間。甲乙 宛宛中。以挺腹地。舒身兩手相重支
額。縱四體後乃取其穴。資生
按神應經。作自大椎至此。折參尺。舒身。以腹挺地。
聚英作挺身伏地。舒身。素問直解。髓空。為肩井者。

誤。俞扁鵲傳。作輸。無異義。

長強（靈樞）一名窮骨。一名骶上。一名骨骶（靈樞）一名氣之陰郄。（甲乙）一名龜尾。（肘后）一名尾翠骨。（十翼）一名龍虎穴。一名曹溪路。一名三分閭。一名河車路。一名朝天巔。一名上天梯。（衛生寶鑑）一名撅骨。（類經）一名尾閭。（醫統）一名氣郄。（大成）尻骨下空。（素問）脊骶端。（甲乙）趺地取之。（資生）骶骨端。許參分。（聚英）陷者中。（明堂）

按癲狂篇云。灸窮骨二十壯。窮骨骶骨也。馬蒔曰。長強也。又云。灸骨骶二十壯。又刺骶上。張註曰。長強也。今移入一名。骨空論云。脊骨下空。在尻骨下空。次註曰。不應主療經闕其名。新校正云。按長強在脊骶端正在尻骨下。王氏得非誤乎。又曰。灸撅骨。次註曰。尾窮謂之撅。撅當作橛。字典曰。橛本作𩩲。音厥。說文曰。臀骨也。明堂。脊骶作脊骸。誤。尾翠骨上參寸。骨陷間。不合諸說。聚英。大成。趺作伏。是也。

背第二行自第一椎兩傍俠脊各壹寸半。下行

至骶骨下及八髎凡四十四穴

按内經曰。大椎上兩傍各一。凡二穴。王冰曰。未詳何俞。新校正曰。按大椎上傍無穴。張介賓曰。今於大椎上傍按之甚瘦。當有穴。意者甲乙經等猶有未盡。呉昆曰。當是天柱二穴。在俠項後髮際大筋外廉陷中者。馬蒔曰。大椎乃督脉經穴。至腰俞共二十一椎。其曰二十四椎者。以項骨三椎不筭也。至尾骶穴亦不筭。今人灸大椎者。俱是項骨高起者。見其骨高而大。誤以為大椎而取之。愚今除項骨三節則大椎。又數為第一椎。其兩傍卽大杼穴。

乃足太陽膀胱經穴名也。新校正。以為大椎傍無穴。意者亦若今人以項之高骨為大椎耳。此說不是。以王張為穩當。千金曰。治百種風灸腦後大椎平處兩廂量貳寸參分。須取病人指寸量兩廂各灸百壯。得瘥。是不說穴名。蓋大椎上兩傍也。分寸稍異。

大杼（素問）項第壹椎下兩傍。各壹寸伍分。陷者中。（甲乙）正坐而取之（類經）　禁灸（資生）

按類經。金鑑。每穴作去脊中貳寸。說既見千金類經。作項後入門。作第壹節外。下諸穴皆作幾節外。王冰註氣府論。刺瘧篇。以背俞為大杼穴。又註水熱穴論。為風門熱府。又註刺熱論為未詳。又註舉痛論為心俞。今讀者范然。刺熱論。新校正曰。王註水熱穴論以風門熱府為背俞。又註氣穴論以大杼為背俞。此註云。未詳。蓋疑之。素問直解曰。背俞指肺俞。非也。骨空論曰。視背俞陷者灸之。是似汎指背部俞穴。與形志篇曰。欲知背俞云云同。水熱穴論曰。大杼膺俞缺盆背俞。此八者以寫胸中之熱也。由是觀之。為大杼者益非也。背俞必有所指。舉痛論曰。寒氣客於背俞之脉。則血脉泣。脉泣則血虛。血虛則痛。其俞注於心。其為心俞者。為有所據。千金翼曰。第壹椎名大杼。無所不主。俠左右壹

寸半或貳寸貳分蓋斯文錯置大全曰大杼一名百勞說見大椎下難經云骨會大杼似指大椎

風門熱府甲乙第貳椎下兩傍各壹寸伍分甲乙陷者中明堂正坐取之大成

按千金外臺以下諸書皆分熱府以為一名只千金翼同甲乙今從古說

肺俞素問參焦之間素問第參椎下兩傍各壹寸伍分甲乙

按氣穴論云中膂両傍各五凡十穴次註曰謂五臟之背俞也千金曰對乳引繩度之此捷法也資生曰甄權鍼經云以搭手左取右右取左當中指末是穴今試度之共不當其穴不可從神應經肺

兪。膈兪。肝兪。腎兪。共作貳寸說已見。

闕兪千金一名厥陰兪。千金第肆椎下兩傍。各壹寸伍分。

千金正坐取之。類經

按此穴千金肺臟篇引扁鵲。

心兪素問一名背兪。次註伍焦之間。素問第伍椎下兩傍。各壹寸伍分。甲乙陷者中。明堂正坐取之。類經禁灸。甲乙

禁刺。入門

按千金諸風篇一云第柒節。對心橫三間寸。非也。

又治不能食胸中滿膈上逆氣悶熱灸心兪二七壯。小兒減之。千金翼曰。心煩短氣灸心兪百壯。鍼入三分。

膈俞（素問）柒焦之間（素問）第柒椎下兩傍各壹寸伍分（甲乙）
陷者中（明堂）正坐取之（類經）
按難經曰血會膈俞

肝俞（素問）玖焦之間（素問）第玖椎下兩傍各壹寸伍分（甲乙）
陷者中（明堂）正坐取之（類經）
按千金一云玖椎節脊中非矣形志篇云欲知背俞先度其兩乳間中折之更以他草度去半已即以兩隅相拄也乃舉以度其背令其一隅居上齊脊大椎兩隅在下當其下隅者肺之俞也復下一度左角肝之俞也右角脾之俞也復下一度腎之俞也是謂五臟之俞灸刺之度也肝脾二俞果是

異說。可見素問者各家之說而不出一人之手也。

膽俞脉經第拾椎下兩傍。各壹寸伍分。正坐取之。甲乙陷者中。明堂

按氣府論云。六府之俞各六。痺論云。六府亦各有俞。金鑑作第玖椎下。而無肝俞。蓋脫簡。

脾俞素問拾壹焦之間。素問第拾壹椎下兩傍。各壹寸伍分。甲乙陷者中。明堂

按千金賊風篇曰。凡人脾俞無定所。隨四季月應病。即灸臟俞是脾穴。當時蓋有此說而行。殆墮穿鑿。

胃俞脉經第拾貳椎下兩傍。各壹寸伍分。甲乙宛宛中。明堂

正坐取之。（類經）

三焦俞（甲乙）第拾參椎下兩傍。各壹寸伍分（甲乙）正坐取之。陷者中。（明堂）

腎俞（素問）一名高蓋。（大成）第拾肆椎下兩傍。各壹寸伍分。（甲乙）陷者中。（明堂）正坐取之。（類經）

按通評虛實論云。少陰俞去脊椎參寸傍。次註曰。謂足少陰腎俞也。千金翼曰。對臍當脊兩邊相去壹寸伍分。名腎俞。本事方曰。與臍平。此捷法也。千金翼又曰。腎俞主五臟虛勞少腹弦急脹熱。灸五十壯。老小損之。若虛冷可至百壯。橫三間寸灸之。

腰痛不得動者。令病人正立。以竹杖柱地。度至臍取杖。度背脊灸杖頭隨年壯良灸訖藏竹杖勿令人得之犬夫痔下血。脫肛。不食長洩痢婦人崩中去血帶下淋露。去赤白雜汁皆灸之。此俠兩傍各壹寸横三間寸灸之又諸書載杖子至臍中截斷却回杖于背上當脊骨中杖盡處卽是拾肆椎命門穴也。用稈心取同身寸參寸摺作壹寸伍分兩頭是腎俞穴也。皆不取。

大腸俞（脉經）第拾陸椎下兩傍各壹寸伍分。（甲乙）伏而取之（類經）

按脉經曰。在第拾陸椎臏其詳。

小腸俞（脉經）第拾捌椎下兩傍各壹寸伍分。（甲乙）伏而取

之類經

按難經本義云。謝氏曰。在拾陸椎下兩傍。各壹寸伍分非也。

膀胱俞脈經第拾玖椎下兩傍。各壹寸伍分。甲乙陷者中。明堂伏而取之。類經

中膂俞甲乙一名脊內俞資生第貳拾椎下兩傍。各壹寸伍分。俠脊胛而起。甲乙伏而取之。類經

按膂。次註。作胎。外臺。以下諸書。皆作中膂內俞。或以為一名。甲乙。千金。千金翼。並無內字。入門。金鑑。從之。此編凡徵古典。故不補內字。脊胛而起。外臺。作脊起肉。次註。作脊胎胂起肉。胛當作胂。胛是肩

甲也不與此穴關涉蓋傳寫之誤膂音呂與脂通
膂謂脊側肉也胂胊也胂謂之脢脢背側之肉也
起者。言背側肉逼膂肉復起者也人或疑起下脱
肉字不審古義也聚英作脊伸字誤。
白環俞甲乙第貳拾壹推下兩傍各壹寸伍分伏而取
之甲乙挺腹地端身兩手相重支額縱息令皮膚俱
緩乃取其穴資生禁灸甲乙。○類經。醫統。灸三壯。禁鍼灸入門
上窌甲乙第壹空腰髁下壹寸俠脊陷者中甲乙
按類經曰腰髁骨卽拾陸推下腰脊兩傍起骨之
俠脊者次註曰餘三髎。少斜下按之陷中是也入
門曰上髎下狹類經曰。拾陸椎者不是當拾柒椎。

次窌第貳空俠脊陷者中。

中窌一名中空第參空俠脊陷者中。

下窌第肆空俠脊陷者中。

按以上四穴謂之八髎。素問曰。八髎在腰尻分間是也。又曰。尻骨空在髀骨之後相去肆寸。次註曰是謂八髎穴也。今按髀當作髁。千金曰。大小便不利灸八髎穴在腰目下參寸俠脊相去肆寸兩邊各四穴計八穴。故名八窌甲乙。以八窌非脊中屬二行。又言俠脊而自明不繫二行者。蓋便覽者此穴驗枯骨則其空自明。

會陽一名利機陰尾骨兩傍。骨外。各開壹寸

半入門

按陽入門。作陰誤也。機外臺。作机陰尾。舊作陰毛。傳寫之誤。據千金外臺而訂之。發揮作尾髎骨。髎是骶之誤。金鑑作陰尾尻骨兩傍。伍分許。

背第三行自第二椎兩傍俠脊各參寸。至貳拾
壹椎下。凡二十八穴。
附分甲乙第貳椎下附項内廉兩傍各參寸。甲乙陷中。入門
正坐取之。經類
按氣府論云俠脊以下至尻尾二十一節十五間
各一。次註曰今中誥孔穴圖經所存者十三穴。左
右共二十六。謂附分魄戶神堂譩譆膈關魂門陽
綱意舍胃倉肓門志室胞肓秩邊十三也。類經金
鑑作參寸半。下皆同。
魄戶甲乙一名魂戶。寶鑑第參椎下兩傍各參寸。甲乙正坐
取之上直附分。次註宛宛中。明堂

按水熱穴論云五臟俞傍五此十者以寫五臟之熱也次註曰俞傍五者謂魄戶神堂魂門意舍志室五穴

膏肓俞千金第肆椎下兩傍各參寸資生令人正坐曲脊伸兩手以臂著膝前令正直手大指與膝頭齊以物支肘勿令臂得動搖從胛骨上角摸索至胛骨下頭其間當有四肋三間灸中間依胛骨之裏肋間空去胛骨容側指許摩胎肉之表肋間空處按之自覺牽引胸戶中外臺作於肩中灸兩胛中各一處若病人已困不能正坐當令側臥挽上臂令前求取穴灸之也求穴大較以右手從右千翼作左肩肩上柱

指頭表所不及者是也左手亦然乃以前法灸之若不能久正坐當伸兩臂者亦可伏衣襆上伸兩臂令人挽兩胛骨使相離不爾胛骨覆穴不可得也其穴近第五椎相準望取之千金

按千金翼外臺胛作甲古字通用神應經作第五椎下兩傍各參寸半大全作四柱下參分並非大成曰人年二旬後方可灸此二穴又按此穴古書不載千金始有此名蓋原左傳醫緩之語杜預曰心上膈下不可屬肩背也腹中論曰肓之原出於臍下九鍼十二原篇曰膏之原出於鳩尾肓之原出於脖胦膏肓之字既見于此而脖胦者氣海也

謝士泰删繁方。說其病形。全依左傳。而爲說者也。以非經穴之事。故不錄于此。千金及翼方係奇穴。不屬太陽經。今時人間習熟。以肺俞呼挾肓。呼膏肓爲廣肓。故今舉于此云。

神堂 甲乙 第五椎下兩傍。各參寸。陷者中。甲乙 正坐取之

明堂

按次註曰。上直䰟户。甲乙無膏肓穴。素問曰。俠脊以下至尻尾二十一節。十五間各一。次註曰。今中誥孔穴圖經所存者十三穴。王亦不記膏肓。故不言上直膏肓。而言直䰟户。張介賓以大杼列于此行曰。近世有膏肓一穴。亦合十五穴。然此穴自晋

以前所未言而原數則左右共二十八穴也非矣今加膏肓爲十四穴不可考者一穴也

譩譆素問背下俠脊傍參寸所厭之令病者呼譩譆譩譆應手素問肩髆內廉俠第陸椎下兩傍各參寸甲乙上直神堂註次陷者中明堂正坐取之資生

按刺瘧篇曰五胠俞各一適肥瘦出其血也王冰曰五胠俞謂譩譆吳昆以爲魄戶神堂譩譆膈關魂門之五穴張介賓曰胠脇也一曰旁開也水熱穴論云五臟俞傍各五以寫五臟之熱即此謂也蓋此五者乃五臟俞傍之穴以其傍開近脇故曰傍五胠俞即魄戶神堂魂門意舍志室也應手入

門作指下動原骨空論註也

膈關甲乙第柒椎下兩傍各參寸陷者中正坐開肩取之甲乙上直譩譆次註

按膈次註聚英醫統作鬲外臺發揮開作瀾

魂門甲乙第玖椎下兩傍各參寸陷者中正坐取之甲乙上直鬲關次註

按千金註及聚英呉文炳大成引外臺云作魂門拾椎下陽綱拾壹椎下意舍玖椎下今本與甲乙同大全作膈關七拄八魂門非也

陽綱甲乙第拾椎下兩傍各參寸陷者中正坐取之甲乙上直魂門次註

按綱。明堂。作附入門。作剛。正字通。附。剛字之譌。資生聚英醫統曰。闊肩取之明堂曰。微俯而取之。似無謂。

意舍 甲乙 第拾壹椎下兩傍。各參寸。陷者中。甲乙 正坐取之。上直陽綱 次註

按明堂。作第玖椎下。闊肩取之非矣。

胃倉 甲乙 第拾貳椎下兩傍。各參寸。陷者中。甲乙 上直意舍 次註 正坐取之。經類

按金鑑。作拾椎。脫貳之字。

肓門 甲乙 第拾參椎下兩傍。各參寸。入肋間。甲乙 上直胃倉 次註 陷中 經類

按肓金鑑作育誤。入門載痞根穴。蓋指此穴。詳于奇穴部。資生曰經云。與鳩尾相直。未詳為何經。千金並翼方次註。無入肋字。外臺以下諸書。作乂肋。甲乙。本作入肘肓門。不可入肘。又無乂肋。甲乙肘字。肋之誤。諸書乂字。入之誤。故改作入肋。

志室（甲乙）一名精宮。（大成）第拾肆椎下兩傍各參寸。陷者中正坐取之。（甲乙）上直肓門（次註）

按室。入門作堂。誤。明堂作參寸半。微俛而取之。非

胞肓（甲乙）第拾玖椎下兩傍各參寸。陷者中。伏而取之（甲乙）上直志室（次註）

秩邊（甲乙）第貳拾壹椎下兩傍。各參寸。陷者中。伏而取

之上直胞肓。次註

按資生發揮。入門。聚英。大全、醫統、吳文炳。寶鑑。外臺。程敬通註一說。大成、並作貳拾推下。

水户醫官秋山盛　德卿

下野　本田恭　子讓

門人　　　　同校

下舘　大島員　子輻

水户　木内政章伯斐

經穴彙解卷之二畢

經穴彙解卷之三目次

胸部第五胸腹圖

神封　步廊

胸第三行自氣户俠俞府兩傍各貳寸下行至乳根凡十二穴

氣户　庫房

屋翳　膺窗

乳中　乳根薜息

胸第四行自雲門俠氣户兩傍各貳寸下行至食竇凡十二穴

雲門　中府肺募膺中俞府中俞

周榮　胸鄉

天谿　食竇

腹部第六

腹中行自鳩尾下行至會陰凡十五穴

腹第二行自幽門俠巨闕兩傍各半寸下行至橫骨凡二十二穴

幽門上門　通谷

陰都食宮通關　石關石闕

商曲高曲　肓俞

中注　四滿髓府

氣穴胞門子户　大赫陰關陰維

横骨下極屈骨

腹第三行自不容俠幽門兩傍各壹寸半下行至氣衝及急脉凡二十六穴

不容　承滿

梁門　關門

太乙　滑肉門

天樞長谿長谷谷門大腸募　循際

外陵　大巨腋門

水道　歸來谿穴

氣衝氣街　急脉

腹第四行自期門上直兩乳俠不容兩傍各壹寸半下行至衝門凡十四穴

期門肝募　日月神光膽募

腹哀　大横腎氣

腹屈腸窟腹結　腸結陽窟　府舍

衝門 慈宮 上慈宮

側脇部第七凡二十穴並圖

淵腋 腋門　輒筋

大包　天池 天會

章門 長平 脾募 脇髎 肋髎

京門 氣俞 腎募 氣府　帶脉

五樞　維道 外樞

居髎

以上總計單雙凡一百三十七穴

經穴彙解卷之三

水户　侍醫　南陽　原昌克子柔　編輯

胸部第五

骨度篇曰。胸圍肆尺伍寸。腰圍肆尺貳寸。結喉以下至缺盆中長肆寸。缺盆以下至髃骬長玖寸。過則肺大。不滿則肺小。髃骬以下至天樞長捌寸。過則胃大。不及則胃小。天樞以下至横骨長陸寸半。過則迴腸廣大。不滿則狹短。横骨長陸寸半。○兩乳之間廣玖寸半。

按髃骬胸前歧骨際也。缺盆中天突也。天樞謂臍。心臍心不易見。故以傍穴而言。

胸腹總圖

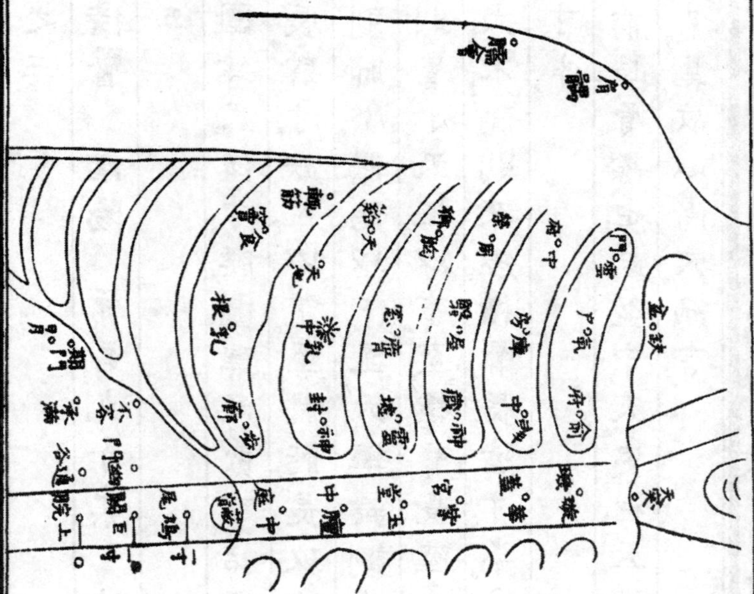

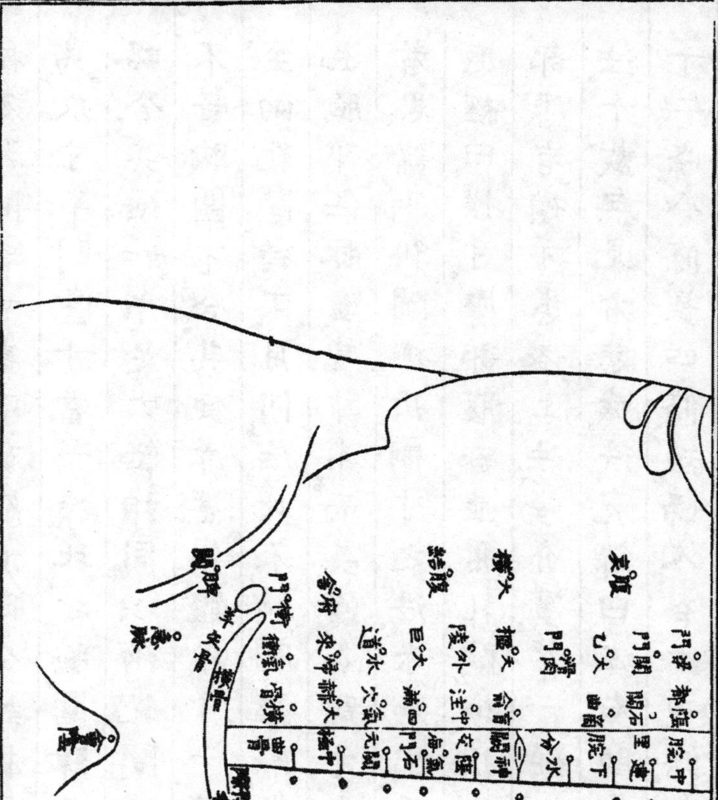
中脘
建里
下脘
水分
神闕
陰交
氣海
石門
關元
中極
曲骨

按兩乳間玖寸半。甲乙經。亦同今試折量兩乳間爲玖寸半則壹寸當一指。比之胸圍肆尺伍寸則略合。其他如手足大槩相同。以兩乳間捌寸折法不啻胸圍不合其他亦然舉體分寸。一從骨度篇至兩乳間特不用何居。此不知胸部除任脈之失也。胸部任脈廣壹寸半而其傍各肆寸直兩乳學者思諸。兩乳間横折捌寸之法。未知出于何人神應經曰横寸。膺部腹部。並用乳間横折作捌寸腹部應有横寸。悉依上法張介賓輩。一從之終爲定法。千載無見者。悲哉。洗寃録曰。左右肋骨。男子各十二條。八條長。四條短。婦人各十四條。今驗之是也。

胸中行自天突下行至中庭凡七穴

天突（素問）一名玉户（甲乙）一名天瞿（千金）缺盆之中（靈樞）頸結喉下貳寸中央宛宛中低頭取之（甲乙）

按玉寶鑑作五誤。素問云任脈氣所發者。喉中央二。次註曰。謂廉泉天突二穴。千金千金翼外臺作伍寸甲乙。註引氣府論註曰伍寸。今本作肆寸。聚英醫統寶鑑呉文炳同。明堂作伍分。發揮入門大成作壹寸。類經作參寸。共不是。次註入門作低針取之字誤。骨度篇曰自結喉至天突肆寸。是主骨度而言之。正面正身取之。甲乙經以為結喉下至天突貳寸。是主取穴刺鍼而言之。故曰低頭取之也。取此穴者。低頭取之。故資生經曰。其下針直橫下。不得低手。何則低手傷咽喉。此解低頭取之義也。低頭則咽喉沈。而鍼刺無害。不可不知也。今人不知低頭則貳寸。正面則肆寸之義。謾作二說非也。近世多自天突至岐骨際。折作捌寸肆分。如然則中庭當岐骨際。不可從也。按骨度篇。自天突至岐骨際玖寸。又云。膺中骨間各一。今用玖寸。即捌寸肆分。為中庭穴。其下至岐骨際陸分。是古法也。

璇璣甲乙。天突下壹寸。中央陷者。中仰頭取之。甲乙

按璣。千金。作機。恐誤。氣府論云。膺中。骨陷中。各一。

次註曰。謂璇璣。華蓋。紫宮。玉堂。膻中。中庭。六穴也
胸部載分寸舉其大概也故曰陷者中只取骨間
下同大成作壹寸陸分非說見下

華蓋（甲乙）璇璣下壹寸。陷者中。仰頭取之（甲乙）
按發揮作貳寸入門。寶鑑。大成。金鑑。作壹寸陸分
共非矣又不合骨度之數壹貳肋骨容而不踈作
壹寸者取之骨間之義也。

紫宮（甲乙）華蓋下壹寸陸分。陷者中。仰頭取之（甲乙）

玉堂（難經）一名玉英（甲乙）紫宮下壹寸陸分。陷者中。仰頭
取之（甲乙）

膻中（難經）一名元兒。（甲乙）一名上氣海（類經）一名元見（大全）玉

堂下壹寸陸分。陷者中。仰而取之。甲乙横直兩乳間。

禁刺 千金 千金翼

按膻。千金。千金翼。外臺作亶。古通用。大全曰。一名亶中。不取。資生。類經。而作卧。難經曰。玉堂下壹寸陸分。直兩乳間。陷者。是諸家以爲註文混入本文。故不載本文。千金心臟篇曰。胸痺心痛灸亶中百壯。穴在鳩尾上壹寸。忌針。非也。

中庭 甲乙 膻中下壹寸陸分。陷者中。仰而取之。甲乙

按明堂。作膻中下壹寸。入門金鑑。作鳩尾上壹寸。此自天突至岐骨際。作捌寸肆分之誤也。

胸第二行。自兪府、俠璇璣、兩傍各貳寸、下行至步廊、凡十二穴

兪府（素問）一名輸府（大全寶鑑）巨骨下去璇璣傍各貳寸陷者。中仰而取之（甲乙）

按甲乙外臺明堂。兪作輸、下皆同。資生聖濟大全。寶鑑作腧。千金千金翼發揮聚英作兪。是也。兪府出內經。兪輸腧以音通用。大全寶鑑以為一名。今暫從之。千金翼而作卧。外臺作仰卧。而巨骨胸前巨骨也。非穴名。璇璣次註作任脉。非也。大全曰。璇璣之傍參寸所。不是。醫門摘要曰。胸部間一肋取穴。不可泥壹寸陸分。可謂能知取穴之法也。

或中俞府下。壹寸陸分。陷者中。仰而取之

按而。千金。並翼方作卧。外臺作仰卧而骨間。各取一穴。同上。明堂云壹寸。非矣。或千金千金翼外臺。明堂。聖濟資生。聚英。寶鑑作彧。入門。作域。類經。以下諸書。每穴有去中行貳寸之解。不是。說見下

神藏或中下。壹寸陸分。陷者中仰而取之

按而。千金翼。作卧

靈墟神藏下。壹寸陸分陷者。中仰而取之

按千金曰。墟或作墻入門。作虛聚英。醫統。作去中行各開壹寸。字誤

神封靈墟下。壹寸陸分。陷者。中。仰而取之

步廊神封下壹寸陸分陷者中仰而取之

按廊。千金外臺。聖濟資生作郎。類經曰。俠中庭入門曰。去中庭外非也。橫對中庭稍下陸分許。

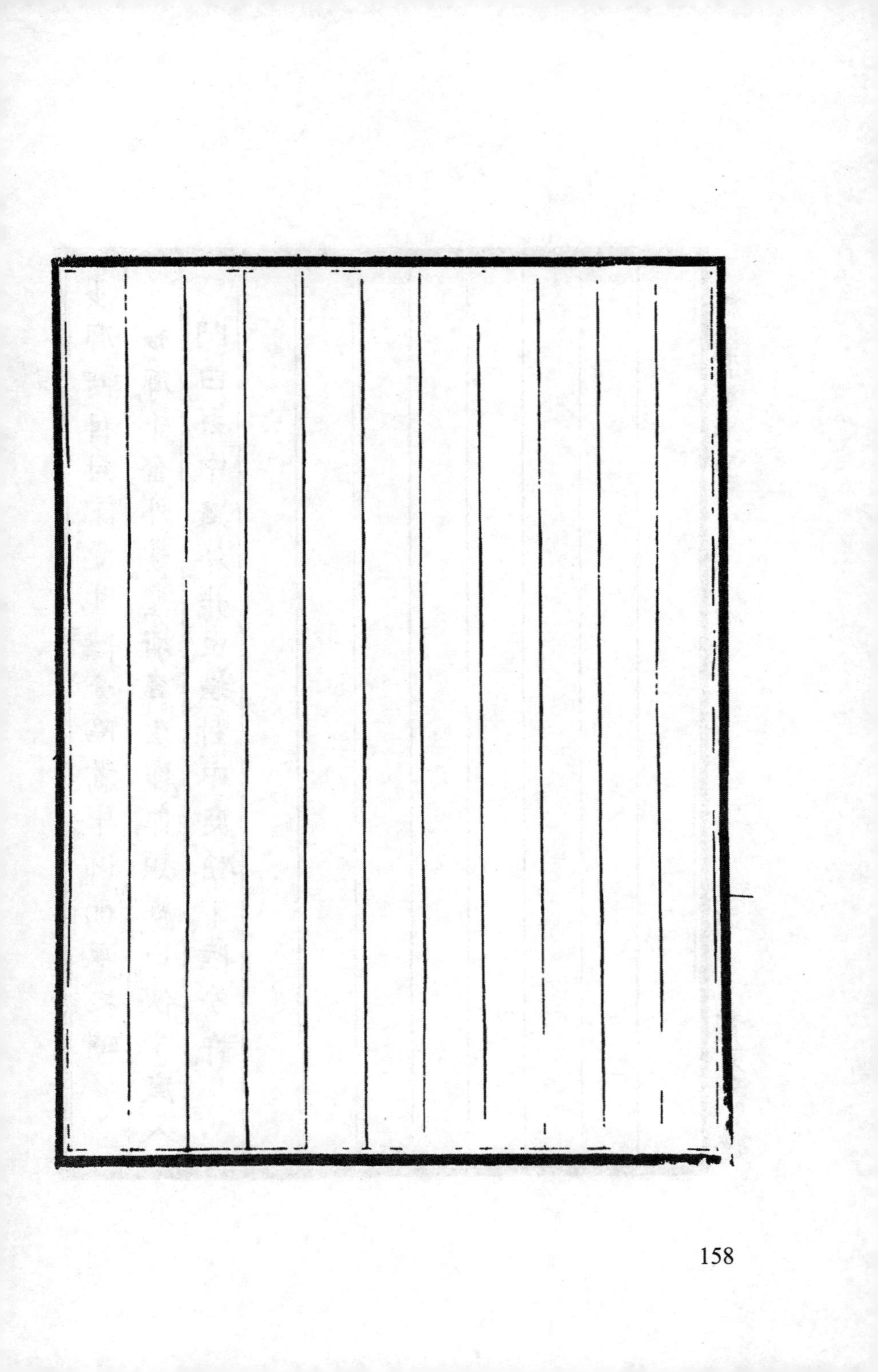

胸第三行自氣户。俠俞府。兩傍各貳寸。下行至乳根。凡十二穴

氣户 甲乙 巨骨下。俞府兩傍各貳寸。陷者中。仰而取之。甲乙

按氣府論云。膺中骨間各一。類經。聚英。醫統。呉文炳。金鑑。大成。每穴有去中行肆寸之解。說見下次註曰。去膺窓上肆寸捌分。聚英。醫統。呉文炳。無上字。金鑑曰。巨骨下壹寸並拘。寶鑑曰。資生云。自氣户至乳根六穴。去膺中行各肆寸。相去各壹寸陸分。今本不載。

庫房 甲乙 氣户下壹寸陸分。陷者中。仰而取之。甲乙

按岡本作壹寸非也。取諸骨間不必拘說既見

屋翳 甲乙 庫房下壹寸陸分 甲乙 陷者中。仰而取之 千金

按次註曰氣户下參寸貳分。聚英曰巨骨下肆寸捌分。隔穴而說分寸者不能無誤。

膺窗 甲乙 屋翳下壹寸陸分。甲乙 陷中。聖濟

按資生窓作牎。同字。次註作胸兩傍俠中行各相去肆寸。巨骨下肆寸捌分誤。

乳中 甲乙 當乳 資生 即乳頭上。入門 禁刺灸 甲乙 微刺 資生 又寶鑑。引入門曰。鍼逗淺刺貳分。今本不見。

按甲乙千金千金翼外臺無註。古書之所妙。次註曰。膺窓之下即乳中也。資生註云。亦相去寸陸分

非是相去二字。不成義類經曰。一傳胎衣不下以乳頭向下盡處。俱灸之。即下。

乳根甲乙一名薛息千金乳下壹寸陸分。陷者中。仰而取之甲乙乳下。第一肋間。宛宛中千金

按千金方曰。薛息在乳下第壹肋間宛宛中是也。今移入一名。寶鑑作壹寸肆分非矣。醫學正傳曰婦人在乳房下起肉處陷中。只陷中二字可取。

胸第四行自雲門。俠氣户兩傍各貳寸。下行至食竇。凡十二穴

雲門 素問 巨骨下。氣户兩傍各貳寸。陷者中。動脉應手舉臂取之。甲乙 刺太深。令人逆息。甲乙 禁針 入門

按氣穴論云膺俞十二穴。次註曰謂雲門中府周榮。胸鄉天谿食竇。左右則十二穴也。資生雲作云通用。次註有每穴横去任脉陸寸之解。類經聚英從之。說見下。

中府 肺經 一名膺中俞。甲乙 一名肺募。千金 一名府中俞。大全 雲門下壹寸。乳上參肋間。陷者中。動脉應手。仰而取之。甲乙 禁灸 入門

按凡胸部諸穴各在骨間不待折量而言分寸者
言大概也千金外臺一云壹寸陸分明堂大成岡
本從之非也胸骨狀如偃月故第二行折量稍長
第三行與中行平學者察諸膺中俞聚英醫統作
膺俞素問曰膺俞次註曰中府穴

周榮甲乙中府下壹寸陸分陷者中仰而取之甲乙禁
灸入門寶鑑

按榮甲乙作營誤今訂之

胸鄉甲乙周榮下壹寸陸分陷者中仰而取之甲乙

天谿甲乙胸鄉下壹寸陸分陷者中仰而取之甲乙

食竇甲乙天谿下壹寸陸分陷者中仰而取之甲乙舉臂

取之十金

按金鑑作腹哀上行参寸。或従乳上三肋間動脈

應手處。往下陸寸肆分。迂甚矣。次註曰。雲門食竇。

舉臂取之。餘並仰取之。

腹部第六

腹部折量諸說衆多。不知所適從。按除中行法。內經云。衝脉氣所發者二十二穴。俠鳩尾外各半寸。至臍寸一。俠臍下傍各伍分。至橫骨寸一。腹脉法也。甲乙經云。自幽門俠巨闕兩傍各半寸。循衝脉下行至橫骨。又至肓俞云。直臍傍伍分。甲乙銅人等皆云。衝脉足少陰之會。蓋以骨空論為主也。獨難經云。並足陽明之經。俠臍上行。恐非也。鳩尾內經所稱指蔽骨。不可以為穴名也。其名本以蔽骨狀似鳩尾。古書指蔽骨者。什之八九。不可不知也。鳩尾外無穴。而言俠鳩尾外。即除蔽骨而取之也。

又至臍言俠臍則除臍可見也。鳩尾與臍上下相照。其中間明於言外。是古文辭法也。又内經云足陽明脉氣所發者脅中骨間各一。俠鳩尾之外當乳下參寸。俠胃脘各五。俠臍廣參寸各三下臍貳寸。俠之各三甲乙經云自不容俠幽門兩傍各壹寸伍分至氣衝。又自期門上直兩乳俠不容兩傍各壹寸伍分。下行至衝門因此考之臍傍伍分足少陰經也其傍壹寸伍分足陽明經也、其傍壹寸伍分。上直兩乳足大陰經也。共計參寸伍分。取一繩自臍傍橫量至直乳下斷去之又去貳分半折爲參寸伍分。以定三經。此不問除任脉幾寸始得其法矣。去貳分半說見下。
世人皆云。胸部每行至腹内屈伍分。兩乳間捌寸。
腹脾經。相去柒寸。不知何據。骨度篇曰。胸圍肆尺
伍寸。腰圍肆尺貳寸。腰減於胸參寸。雖今人皆然。
兩乳相去玖寸半。是古法也。胸部各以貳寸相去
至乳中左右共捌寸。其所餘寸半此任脉與鳩尾
與臍之分也。凡玖寸半腹部。各相去凡參寸半。而
爲柒寸。合任脉之分壹寸半。凡捌寸半。胸去中行
肆寸柒分強至乳中腹去中行肆寸貳分強至直
乳中。此腰減於胸參寸。則腹居于其中可知減於
胸自臍至橫骨陸寸半。又橫骨長陸寸半。腹部四

行。共不出其兩端。然則自胸至腹漸漸狹。而腹至
橫骨更狹。故二行三行四行。依分量目巧取之何
有內屈之理。諸書一據兩乳捌寸說。故如其所載
去中行幾寸去任脉幾寸。皆無瞥之言。故不取也。
而今不言任脉廣幾寸者。無明文也甲乙經不容
註曰。去任脉參寸除幽門俠巨闕伍分。不容俠幽
門壹寸伍分所餘壹寸。兩傍合為貳寸又千金方
曰去任脉貳寸。所餘伍分兩傍合為壹寸。不知孰
是故今以臍與鳩尾。定除任脉之分量不言幾寸
者內經之意也世人以兩乳捌寸之度除任脉界
如何耶。其說至中府雲門。去乳中貳寸而窮矣故

其言曰。以同身寸奚一胸之際而乳間用長尺乳後用短尺豈有此理乎。極知兩乳間捌寸無謦之言也。

腹中行自鳩尾下行至會陰凡十五穴

鳩尾（素問）一名尾翳（靈樞）一名髑骭（甲乙）一名神府（千金）一名骬骭（聚英 大成）臆前蔽骨下伍分（甲乙）其骨垂下如鳩尾形故以為名人無蔽骨者從岐骨下行壹寸（聖濟）禁刺灸（甲乙）宜針（外臺 甄權）引此穴大難針大好手方可針（資生）

按古書中稱髑骭者有三義或岐骨或蔽骨或謂穴名又稱鳩尾者亦同後人不之知也素問曰鳩尾下參寸胃脘胃脘上脘也又足陽明脉氣所發之章云俠鳩尾之外當乳下參寸俠胃脘言陽明經至直乳俠蔽骨下行岐骨下參寸至上脘傍後

下行也。又云。髃骬至臍捌寸。大倉居其中。大倉中
脘也。言自岐骨際至臍捌寸。中脘在其中央也。此
髃骬指岐骨際俠鳩尾之外之鳩尾指蔽骨何則
蔽骨有長短。故皆據岐骨爲度。蔽骨長為伍分乃
稱鳩尾穴者皆在岐骨下壹寸。千金傷寒篇曰。灸
心下三處。第一處去心下壹寸名巨闕。第二處去
心下貳寸。名上脘第三處去心下參寸。名胃脘各
灸五十壯。然人形大小不同。恐寸數有異。可繩度
隨其長短寸數。最佳。取繩從心頭骨名鳩尾頭度
取臍孔中屈繩取半當繩頭名胃脘又中屈半繩
更分爲二分。從胃脘向上度一分。即是上脘。又上

度取一分即是巨闕。此說不是俗多以從鳩尾穴
至臍爲捌寸或自蔽骨爲捌寸而以腹部臍上柒
寸伍分折量諸穴置其間故不合。遂以中脘爲鳩
尾下參寸。或參寸半妄說也。又按甲乙經曰上脘
在巨闕下。壹寸伍分去蔽骨參寸。中脘在上脘下
壹寸居心蔽骨與臍之中。此皇甫氏之誤也。滑壽
遂以髑骭鳩尾共做蔽骨而看。故曰上脘去蔽骨
參寸。註上脘曰。巨闕下壹寸當壹寸伍分強合內
經鳩尾下參寸文蓋鳩尾穴在蔽骨下伍分。古來
相傳之說也。滑壽曰無蔽骨者從歧骨際。下行壹
寸是也。然不辨蔽骨長短故後人論說。紛然。今按

岐骨至臍為捌寸岐骨下行壹寸。為鳩尾穴此蔽骨長伍分。為常人之度其下伍分為鳩尾穴是大概而言之由此觀之假令蔽骨長壹寸亦以為伍分自蔽骨端至臍中。折為柒寸伍分以定其穴其傷準擬而取之也若蔽骨短不見者以岐骨下壹寸取鳩尾恐無害學者察諸村上親方骨度正誤曰。髑骬者。蔽心骨而從岐骨之間。垂下如指之大骨也。附胸骨之部分也。是胸腹之界限也。不察于此。而以岐骨為限以分骨度豈合經古今捨蔽骨而取岐骨豈合骨度乎。其弊由不知髑骬有三義。肘后曰心厭者指鳩尾或言心厭夫心厭之說多

參差。蓋不知有三義也。厭與蔽同。護於心臟之意也。廣雅曰。髃骬缺盆骭也。玉篇曰。肩骨。不是

巨闕 脈經一名心募。大成鳩尾下壹寸。甲乙

按肘后方曰。正心厭尖頭下壹寸。不是。又曰。心厭尖尖四下一寸。以赤度之。此文不解。恐有脱誤。資生曰。鳩尾拒者少令強壹寸。中人有鳩尾拒之。亦不可解。千金外臺巨闕註散見各篇者差謬多不與明堂篇所記同。以其文繁故不録于此。金鑑曰。両岐骨下貳寸。大成亦作鳩尾両岐骨下壹寸。両字不可解。骨度正誤曰。巨闕一穴。今人多言臍上陸寸。非也。是亦自張氏始。是由岐骨蔽骨之差也。

當作陸寸伍分矣。此說亦誤。

上脘（脉經）一名胃脘。一名上紀。（素問）一名胃管。（鄉藥集成）一名上管。（寶鑑）巨闕下壹寸。（千金）臍上伍寸。（類經）鳩尾下貳寸。

增註 孕婦禁灸。（類經）不針。（鄉藥集成）

按甲乙經。作巨闕下壹寸伍分。去蔽骨參寸也。非矣。說既見爲壹寸伍分。腹部傍穴皆不合內經。無寸一穴。意上脘。中脘。下脘。外臺皆作管。

中脘（甲乙）一名大倉。（素問）一名胃募。（千金）鶡骬至臍捌寸。大倉居其中。爲臍上肆寸。（素問）上脘下壹寸。（甲乙）鳩尾下參寸。（千金）孕婦禁灸。（類經）

按至臍臍上。皆自臍中度之。經云。上紀者。胃脘也。

次註曰。謂中脘。資生類經。以胃脘上紀為中脘一名。而經曰。鳩尾下参寸。胃脘伍寸。胃脘。脘管也。上脘中脘。皆胃脘也。然則上紀者。蓋上脘。一名資生類經。共承王氷之誤。千金翼胃病篇曰。心下貳寸。名胃管。又曰。胃管在心鳩尾下参寸。是上脘中脘。共稱胃管。又鍼灸中篇。作心下肆寸。甲乙作在心蔽骨與臍之中。非也。説既見。肘后方曰。在心厭下肆寸。千金霍亂篇曰。在心厭下肆寸。臍上壹夫。巨闕註言。心厭夫者。指蔽骨。此言心厭者。似指岐骨。然易混。故不取。

建里　甲乙　中脘下壹寸。甲乙　臍上参寸。類經　鳩尾下肆寸。入門

孕婦禁灸。類經禁灸門入

下脘脈經一名幽門。聖濟建里，下壹寸。甲乙臍上貳寸。類經鳩尾下伍寸。入門 孕婦禁灸。外臺引甄權。

按難經曰大倉下口爲幽門。滑壽曰。在臍上貳寸下脘之分。以幽門不爲穴名。今從聖濟總録氣府論曰。鳩尾下參寸胃脘。伍寸胃脘。

水分甲乙一名中守。千金一名分水。明堂下脘下壹寸。臍上壹寸。甲乙鳩尾下陸寸。入門 孕婦禁灸。外臺引甄權。禁刺。資生註曰。明去水氣惟得針水溝針餘穴水盡卽死。何於此卻云可針。今校勘不針爲是。

按明堂醫學綱目。作分水。今爲一名。難經云大腸小腸之會。爲闌門。滑壽曰。在臍上壹寸水分穴。諸

家以闕門不為水分一名暫記之以俟知者又奇穴有水分

神闕外臺古名臍中。甲乙一名氣舍外臺禁刺甲乙

按古書無註氣穴論曰臍一穴甲乙千金並翼方。次註皆曰臍中而無神闕之名。此名見于外臺資生大全寶鑑舍作合恐字誤。

陰交甲乙一名少關。一名横戸甲乙一名丹田。神相全編臍下壹寸。甲乙自臍中心度之增註孕婦禁灸外臺引甄權

按外臺甄權云穴在陰莖下附底宛宛中程敬通曰似屬會陰非陰交也類經聚英醫統呉文炳並曰三焦募。神相全編曰丹田臍下壹寸是也。

氣海（脉經）一名脖胦。一名下肓（甲乙）一名丹田（本事）臍下壹寸伍分。（甲乙）宛宛中（明堂） 忌不可針（千金）孕婦禁灸（外臺）

引甄權

按脖。呉文炳作脖。大成作脖肓作音。呉文炳作壹寸非本事方曰。氣海一穴。道家名曰丹田

石門（甲乙）一名利機。一名精露。一名丹田。一名命門。（甲乙）一名三焦募（大成。引聚英。今本不見。）臍下貳寸。（甲乙） 女子禁刺灸中央不幸使人絶子（甲乙）

按甲乙曰。三焦募。孫真人曰。至如石門。關元二穴在帶脈下。相去壹寸之間。針關元主婦人無子。針石門則終身絶嗣。神庭一穴。在於額上刺之主發

狂灸之則愈癲疾其道幽隱豈可輕侮之哉

關元（素問）一名下紀（素問）一名次門（甲乙）一名丹田（資生）一名大中極（大全）一名小腸募（大成引聚英今本不見）齊下關元參寸（素問）

按周密癸辛雜志曰張安道養生訣云丹田在臍下參寸是也資生經曰臍下貳寸名石門明堂載甲乙經云一名丹田千金素問註亦謂丹田在臍下貳寸世醫因是遂以石門爲丹田誤矣丹田乃在臍下參寸難經疏論之詳而有據寶鑑曰關元一名丹田按陰交氣海石門關元皆名丹田恐有誤類經曰此穴當人身上下四旁之中故又名大

中極。疑是中極之解。誤寫于此也。暫存之。脉經甲乙。並曰小腸募。

中極。脉經一名氣原。一名玉泉。甲乙一名膀胱募。千翼臍下肆寸。甲乙關元下壹寸。千金孕婦禁灸。外臺針即有子。又云。灸不及針。資生

按脉經。甲乙。並曰膀胱募。

曲骨。甲乙一名尿胞。一名屈骨。一名屈骨端。千金橫骨上。中極下壹寸。毛際陷者中。動脉應手。甲乙

按臍中以下至橫骨長陸寸半。是古法也。今人臍心下至橫骨。折作伍寸。此誤讀張介賓說。遂至此。張氏至曲骨。折作伍寸。謂毛際曲骨穴。非謂橫骨

也。甲乙經。中極下壹寸。為曲骨。當橫骨上壹寸半
毛際。從俗說。則此穴當陰毛中橫骨。故知其非是
千金曰。小便數起。灸玉泉下壹寸。名尿胞。一名屈
骨端。又赤白沃。陰中乾痛。惡合陰陽。小腹䐜堅。小
便閉。刺屈骨。入寸半。灸三壯。在中極下壹寸。卽曲
骨也。今移為一名

會陰 甲乙 一名屏翳 甲乙 一名金門 千金 一名平翳 大全 一名
下極。金鑑 大便前。小便後。兩陰之間。甲乙
按千金云。金門在穀道前。囊之後。當中央是也。從
陰囊下。度至大孔前。中分之。今移為別名

腹第二行自幽門俠巨闕兩傍各半寸下行至橫骨凡二十二穴

幽門甲乙一名上門甲乙巨闕兩傍各伍分陷者中甲乙

按明堂入門大全作壹寸半千金心臟篇作壹寸金鑑從之以上諸書似有所見然不合經文今定不容穴內又壹寸伍分取此穴

通谷甲乙幽門下壹寸陷者中甲乙俠上脘類經

按聚英引素問註曰自肓俞至幽門去中行各壹寸誤也今閱次註曰俠巨闕兩傍相去各半寸下五穴各相去壹寸是謂幽門以下五穴上下之間各壹寸非去中行之謂不然不合內經俠鳩尾外

各半寸。至臍寸一之文而相去二字惑諸人。

陰都甲乙一名食宮甲乙一名通關醫綱通谷下壹寸甲乙俠胃管千金

按醫學綱目。引摘英曰。通關在中脘傍。各伍分。針入八分。左撚能進飲食。右撚能和脾胃。許氏曰。此穴一針四效。凡下針後良久。覺脾磨食。覺針動為一效。次針破病根。腹中作聲為二效。次覺流入膀胱。為三效。又次覺氣流行腰後骨空間。為四效。主治五噎吞酸多睡嘔吐不止。是為陰都穴明矣。乃今移入一名。

石關甲乙一名石闕千金陰都下壹寸。甲乙並建里。醫門摘要

商曲甲乙一名高曲千金石關下壹寸甲乙並下脘醫門摘要

按商曲。寶鑑作商舍。

肓俞甲乙商曲下壹寸直臍傍伍分甲乙

按肓。千金。外臺。金鑑。作盲。資生。作青。類經曰。商曲下壹寸。當作貳寸。内經云。俠鳩尾外各半寸至臍寸一。蓋古必自幽門至肓俞有七穴。甲乙經以來已闕之。甲乙商曲下壹寸。以臍傍之字見之後人誤以貳作壹也。距古之遠無所可考。今姑不取商曲下壹寸伍字唯定此穴於臍傍伍分從張氏說。

中注甲乙肓俞下壹寸。資生

按甲乙千金外臺次註作肓俞下伍分發揮類經
聚英入門醫統寶鑑共從資生據内經俠臍下傍
各伍分至横骨寸一之義則資生爲得

四滿（甲乙）一名髓府（甲乙）中注下壹寸（甲乙）俠丹田（千金）

按髓外臺作隨聚英吳文炳大成府作中千金曰
丹田兩邊相去各壹寸半（千金翼無半字蓋是脱字也）丹田在
臍下貳寸是也此説可從又曰俠丹田兩傍相去
參寸卽心下捌寸臍下横文是也不可從丹田是
石門也發揮作氣海傍壹寸非也

氣穴（甲乙）一名胞門一名子户（甲乙）四滿下壹寸（甲乙）

按脉經曰胞門在大倉左右參寸大倉中脘別名

也。千金婦人篇曰。胞門關元左邊貳寸。是右貳寸
名子户。此二説。不與本穴相關渉。又冠中字詳于
奇穴部。又婦人良方胎動不安論曰。服藥致補幾
而反使胞門子户為藥所爍搏。自註曰。巢氏病源
並産寶並謂之胞門子户。張仲景謂之血室。

大赫 甲乙 一名陰維。一名陰關。甲乙 氣穴下壹寸。甲乙
按千金腎臓篇曰。屈骨端参寸。不合諸書。且千金
屈骨端為曲骨横骨之別名。並不可解。此他千金
言屈骨者。不一。説見下。

横骨 素問 甲乙 一名下極。甲乙 一名屈骨。千金 大赫下壹寸 甲乙 肓
兪下伍寸。發揮 陷中。入門 禁刺。入門

按大全。周身經穴賦作横谷，又曰一名屈骨端。千金曰屈骨端，陰上横骨中央宛曲如却月中央是也。此名横骨。千金翼同。千金霍亂篇灸慈宮註曰横骨在臍下横門骨。是蓋横門骨，言横骨也。又陰癩篇曰灸玉泉。穴在屈骨下隙。又三焦篇曰水道穴在俠屈骨相去伍寸。千金翼曰屈骨在臍下伍寸。屈骨端水道兩傍各貳寸半。又淋閉篇曰。玉泉，下壹寸，名尿胞，一名屈骨端，曲骨穴下。宜合考。凡言屈骨者不一，恐有差。却月入門作如仰月，陷中曲骨外壹寸半。呉文炳作仰月，中央去腹中行各壹寸半。李時珍作偃月，醫統作卧月，洗寃録曰婦

人隱處其骨爲羞秘骨不可捡驗蓋横骨也

腹第三行。自不容。俠幽門。兩傍各壹寸半。下行
至氣衝及急脉。凡二十六穴

不容 甲乙 幽門傍壹寸伍分。去任脉参寸 兩肋端 相去
肆寸 甲乙 對巨闕 類經

按兩字諸書作四。此穴對巨闕。巨闕傍貳寸。直貼
肋端。四肋之數不合。且以肋數言之。必有第字。至
此特不冠第字。只千金作直四肋端。次註冠第字
而期門言第二肋。期門在不容傍。而二四易位。故
人多疑之。今考之。不容直貼左右兩肋端。此肋爲
岐左右分垂。如一肋而相分。故因其形狀言兩也。
甲乙曰。去任脉参寸。按幽門俠巨闕。兩傍伍分。不

容。幽門傍壹寸伍分。凡貳寸也。參當作貳。去任脉傍貳寸。取此穴類經。引此文作貳寸。千金。千金翼。外臺。作去任脉貳寸是也。甲乙經曰。相去肆寸。謂相去兼任脉而量之也。次註作俠腹中行。兩傍相去各肆寸。誤讀甲乙文。增各字。則相去字不成語。今刪去任脉參寸。並相去肆寸之數。言入門作平巨闕參寸。醫統聚英。作去中行任脉各參寸。共受甲乙寫誤。而不深考也。明堂作在上管。兩傍各壹寸非矣。

承滿甲乙不容下壹寸。甲乙對上脘。類經

按千金及翼方。大腸篇曰。俠巨闕相去伍寸。巨闕在心下壹寸灸之者，俠巨闕兩邊，各貳寸半，非說既見。

梁門承滿下壹寸，對中脘。類經 孕婦禁灸。類經

關門梁門下，太乙上。梁門下壹寸。千金對建里。類經

按千金翼，門作明，誤。外臺作伍分，非也。

太乙關門下壹寸，對下脘。類經

按千金並翼方、外臺、次註、資生、聖濟、寶鑑作太一。無異義。千金翼門作明，誤。

滑肉門太乙下壹寸，天樞上壹寸，對水分。類經

按聚英、醫統，作下夾臍下壹寸至天樞去中行，參寸。下夾之下字，吳文炳作一。

天樞（脉經）一名長谿。一名谷門（甲乙）一名大腸募（肘后）一名循際。一名長谷。（千金）去肓俞壹寸伍分。俠臍兩傍各貳寸陷者中。（甲乙）滑肉門下壹寸。（次注）魂魄之舍。不可鍼。（千金）孕婦禁灸。（同上）

按谷門。千金。千金翼。外臺。資生。聖濟。類經。發揮。聚英。大全。醫統。作穀門。音通。資生。谿作雞。肓作膏。千金。脾臟篇曰長谷。俠臍。相去伍寸。一名循際。又曰。俠臍。相去參寸。魂魄之舍。不可鍼。大法在臍傍壹寸。合臍相去可參寸也。千金翼。作俠臍相去各貳寸。聚英。吳文炳。作去肓俞半寸。蓋寸半之誤。大成作壹寸。脫字。奇穴部魂舍。可合考。

外陵 甲乙 天樞下大巨上。甲乙 天樞下壹寸 次註 對陰交 類經

按千金、作天樞下半寸非也半寸當作寸半當時或、有此說。外臺作長谿下伍寸東洋先生曰寸疑當作分又從千金之說也。景岳全書曰。在臍左右各開壹寸半、灸疝立効永不再發、屢用屢驗臍者陰交之誤。

大巨 甲乙 一名腋門。甲乙 長谿下貳寸。甲乙 外陵下壹寸。次註

對石門 類經

按腋。外臺作掖。千金作臍下壹寸兩傍各貳寸非也長谿天樞也。

水道 甲乙 大巨下壹寸 增註

按甲乙千金千金翼次註外臺共作大巨下參寸以下諸書從之聚英吳文炳作貳寸千金千金翼曰俠屈骨相去伍寸此水道蓋奇穴詳奇穴部寶鑑作天樞下伍寸非是說見下

歸來（甲乙）一名谿穴（甲乙）水道下壹寸（增註）

按甲乙千金千金翼氣府論註聖濟作貳寸水熱穴論註新校正作參寸外臺作伍寸千金註資生引外臺作參寸說見下千金婦人篇作俠王泉伍寸不是

氣衝（素問）一名氣街（素問）歸來下鼠鼷上壹寸動脈應手（甲乙）宛宛中（資生）灸之不幸使人不得息（甲乙）禁刺（資生）

按大全曰。一名氣冲。衝冲。古通用。非一名。不取。骨空論曰。毛際動脉。歸來下。動脉是也。千金。外臺作歸來下壹寸。鼠鼷。素問曰。刺氣衝中脉血不出。為腫鼠僕。註曰。氣衝在腹下俠齊。而傍相去肆寸。鼠僕上壹寸。動脉應手。新校正云。別本僕作鼷。張介賓曰。僕當作鼷。千金翼。作鼠鼷。醫門摘要曰。鼠鼷羊矢同。非矣。羊矢骨與是不同。按王氷言俠臍而傍相去肆寸者誤。又水熱穴論註曰。齊下横骨両端。鼠鼷上壹寸。本草別錄。馬刀條曰。除肌中鼠鼷。外臺箕門註曰。鼠鼷痛。小便難。金鑑曰。腿班中有肉核。名曰鼠鼷。谿鼷。鼷音通。説文曰。小鼠也。卽春秋言。鼷鼠食郊牛角者。陳藏器曰。鼷鼠極細。卒不可見。尹文子曰。鄭人謂玉未琢者為璞。周人謂鼠未腊者為璞。周人遇鄭賈人曰。欲買璞乎。鄭賈曰。欲之。出璞視之。鼠也。因謝不取。戰國策同。蓋僕鼷者璞之轉訛也。按毛際腿中肉核動應手。俗所謂横根所是也。千金外臺並作歸來。下壹寸入門。作天樞。下捌寸。夫臍下至横骨。陸寸半。骨度為然。何得捌寸。素問曰。俠鳩尾之外。當乳下參寸。俠胃脘各五。次註曰。謂不容承滿梁門關門太乙五穴也。又曰。俠臍廣參寸各三。註曰。謂滑肉門天樞外陵也。又曰。下臍貳寸。俠之各三。註曰。謂大巨水道歸來也。馬蒔曰。鳩尾下參寸。胃脘伍寸。言鳩尾下壹寸曰巨闕。又下壹寸半。曰上脘。今曰參寸者。正以鳩尾上之蔽骨數起也。鳩尾下參寸半。爲胃之中脘今伍寸者字之誤也。以下至横骨。言自中脘以下有建里下脘。水分。神闕陰交氣海。石門關元中極。曲骨等穴。共計壹拾參寸。今曰陸寸半。壹者疑當爲貳陸寸半者二則爲拾參寸也。是腹部中行之脉法也。此註牽強傅會可笑也。巨闕下壹寸半。取上脘穴强合經文。此承皇甫氏之謬也。不知臍下至横骨陸寸半爲壹拾參寸。訛以壹爲貳故誤。如此解書何難之有。如其無徵何學者察諸折衷曰。

天樞與任脉神闕。相對氣衝。與任脉曲骨。相對而
自曲骨至神闕相去伍寸也。如斯從天樞至氣衝。
亦當相去伍寸然甲乙說天樞氣衝之間。相去分
寸。甚有餘。而難合于曲骨。神闕。相去之寸恐非也。
經曰。下臍貳寸各三貳寸中有三穴也。不可解凡
臍下肆寸而別取此氣衝穴於毛際。與經文合。從
甲乙。千金等。大巨。水道歸來相去爲貳寸。則至歸
來陸寸歸來下半寸間。取此穴而不合經文毛際
語。竊疑素問上文言夾臍參寸各三。至此乃言下
臍貳寸各三。貳字參誤。不然則各字不穩且大巨
水道。歸來。各每寸一穴。則與外陵並度之得臍下

肆寸乃歸來下壹寸爲氣衝穴正與橫骨二穴相對又俠鳩尾之外當乳下參寸之參亦伍之誤然則俠鳩尾之傍當乳下行伍寸每寸一穴各字義亦穩矣仍記數言以待來哲因次註俠中行貳寸語以此穴爲橫骨兩端不覺衝門同處甲乙千金以氣衝屬腹部三行以衝門屬四行腹部四行自兩乳下行至橫骨端因知自胸至小腹漸狹也而其書俠任脈幾寸使人知在某行中也甲乙千金以部分列故言自某穴俠某穴幾寸至某穴言起自某穴傍下行至某穴也外臺始以穴繫經而以任脉屬腎經督脈屬膀胱經及滑壽十二經合任

督二脉為十四經。爾後說經穴者。一據十四經至

一行中別布置三四所。廼每穴。不能言俠其幾寸。

後人不知此義也。故以腹部四行。置横骨陸寸半，

中準擬分量目巧度之骨度正誤曰。自天樞至横

骨陸寸半蓋腎經與任脉。不為臍下伍寸也。脾胃

之兩經可取於陸寸半矣是亦臆說古書言横骨

有二義以横骨為穴名故有此誤。

急脈素問厥陰毛中。素問陰髦中。陰上兩傍相去貳寸半。

按之隱指，堅然甚按則引上下也其左者中寒則

引少腹下引陰丸善為痛為少腹急中寒此兩脉

皆厥陰之大絡通行其中故曰厥陰急脉即睾之

系也。可灸而不可刺也次註

按類經曰。此穴自甲乙經。以下。諸書皆無。是遺誤也。金鑑。堅然。作而堅。

腹第四行。自期門上直兩乳。俠不容兩傍各壹寸半下行。至衝門。凡十四穴。

期門（傷寒論）一名肝募（大成）第二肋端不容傍。各貳寸伍分上直兩乳。舉臂取之。（甲乙）承滿傍。（增註）

按第二肋及兩肋說詳于不容下。本文不容字寫誤。當作承滿。其傍各壹寸伍分。上直兩乳第二肋端。是期門也。第二肋。千金曰奔豘灸期門百壯穴直兩乳下第二肋。端傍肋。舊作脇誤。（針灸篇婦人病中作肋）第二肋。言乳下第二肋也。端本事方作間非矣。不容。當兩肋端其傍。壹寸伍分則在臍骨間而甲乙千金。共屬腹部。可疑之一也。不容在肋端其傍壹

寸伍分。又謂肋端可疑之二也。在髕骨間而謂肋

端。可疑之三也。自大横倒量上行、至不容。不合骨

度之數者壹寸。可疑之四也。故謂傳寫之誤也。今

試自直臍大横、穴量之大横、上參寸。腹哀。腹哀、上。

壹寸伍分。日月。日月、上。伍分。横平當通谷也。通谷、

傍壹寸伍分承滿也。承滿、傍壹寸伍分。直兩乳下

行、當肋端於是不容、誤謬。可始解矣。近世。唯取不

容、二字不取肋端直兩乳、五字何也。聚英作乳直

下壹寸半。大成作乳傍壹寸半。直下又壹寸半不

是。寶鑑曰。令人仰卧從臍心正中。向上伍寸。以墨

點定。從墨點、兩邊横量各貳寸半。此乃正穴。大約

直兩乳爲的此說爲是。而言貳寸半者不可從。

日月甲乙一名膽募。一名神光。千金期門下伍分。千金按千金外臺資生聖濟作期門下伍分是也。次註作第三肋端横直心蔽骨傍各貳寸伍分。上直兩乳無替之言也。何則日月在期門下伍分。期門乳下肋端是也。假使期門在不容傍蔽骨下壹寸伍分傍此不容也。其下伍分。無横直心蔽骨之理。資生經有陷中字。此以期門取不容傍之誤也。以爲期門在不容傍壹寸伍分則此穴亦在胸中骨間故謂陷中杜撰也。甲乙經作期門下壹寸伍分蓋據期門在不容傍之文後人謾補入壹寸字也。故今從千金等。聚英日月無。說見輒筋。

腹哀甲乙日月下壹寸伍分。甲乙禁鍼灸。入門

按入門作日月下壹寸。非也。說見期門。

大橫甲乙一名腎氣。醫綱腹哀下參寸。直臍傍。甲乙

按千金作貳寸。資生。聖濟。發揮。類經。聚英。醫統。呉

文炳。作參寸伍分。寶鑑作壹寸陸分。共非也。說見

上。腎氣穴。醫學綱目。引扁鵲曰。臍傍相去各肆寸。

主治脚氣蓋此穴也。乃今移入一名。千金膀胱篇

曰。俠臍兩邊各貳寸伍分。非也。

腹屈甲乙一名腹結。甲乙一名腸結。十翼一名腸窟。外臺一名

陽窟。聚英。呉文炳。大橫下壹寸參分。甲乙

按資生作参分蓋脫壹寸字也

府舍甲乙腹結下参寸甲乙

按千金針灸篇婦人病作去大横伍寸聚英呉文炳作腹哀下参寸入門寶鑑作大横下参寸大成作腹結下貳寸寶鑑同之共非也醫門摘要曰衝門上七分是也

衝門甲乙一名慈宮甲乙一名上慈宮聚英上去大横伍寸在府舍下横骨兩端約文中動脉甲乙

按千金曰泄利所傷煩欲死者灸慈宮二七壯在横骨兩邊各貳寸半不是

側脇部第七凡二十穴

骨度篇曰。角以下。至柱骨長一尺。行腋中不見者。長肆寸。腋以下。至季脇長一尺貳寸。季脇以下。至髀樞長陸寸。

按角。額角也。柱骨。天柱骨也。共見面部。

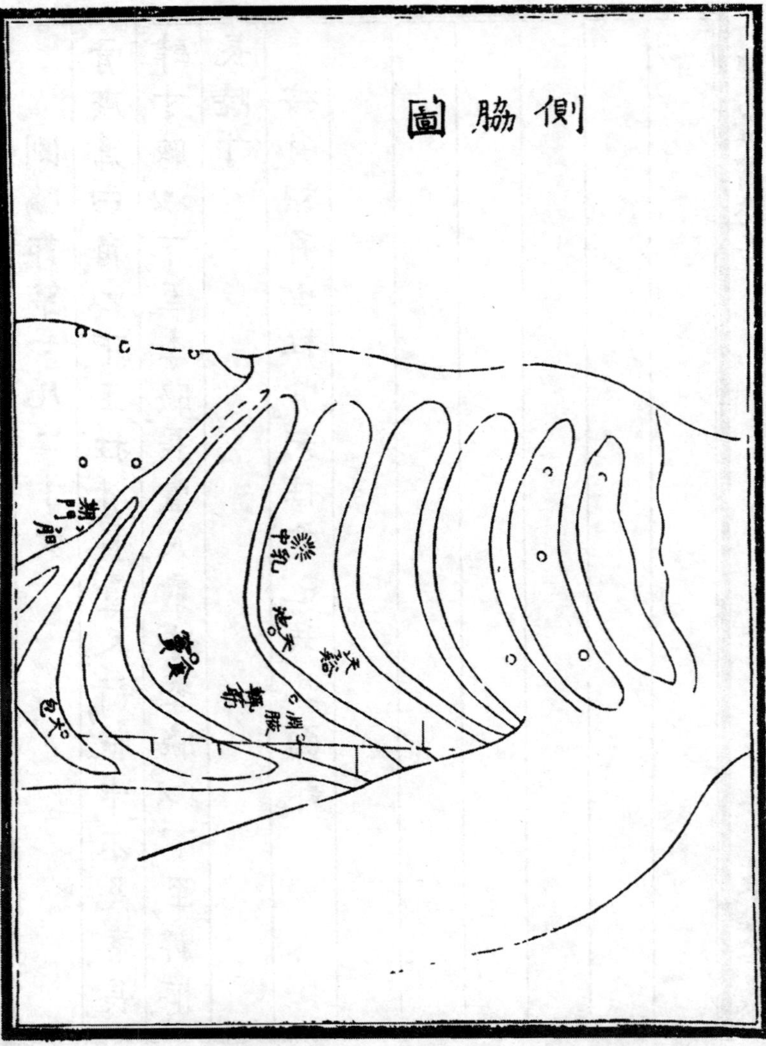
側脇圖
期門
乳中
天池
天谿
食竇
輒筋
淵腋
大包

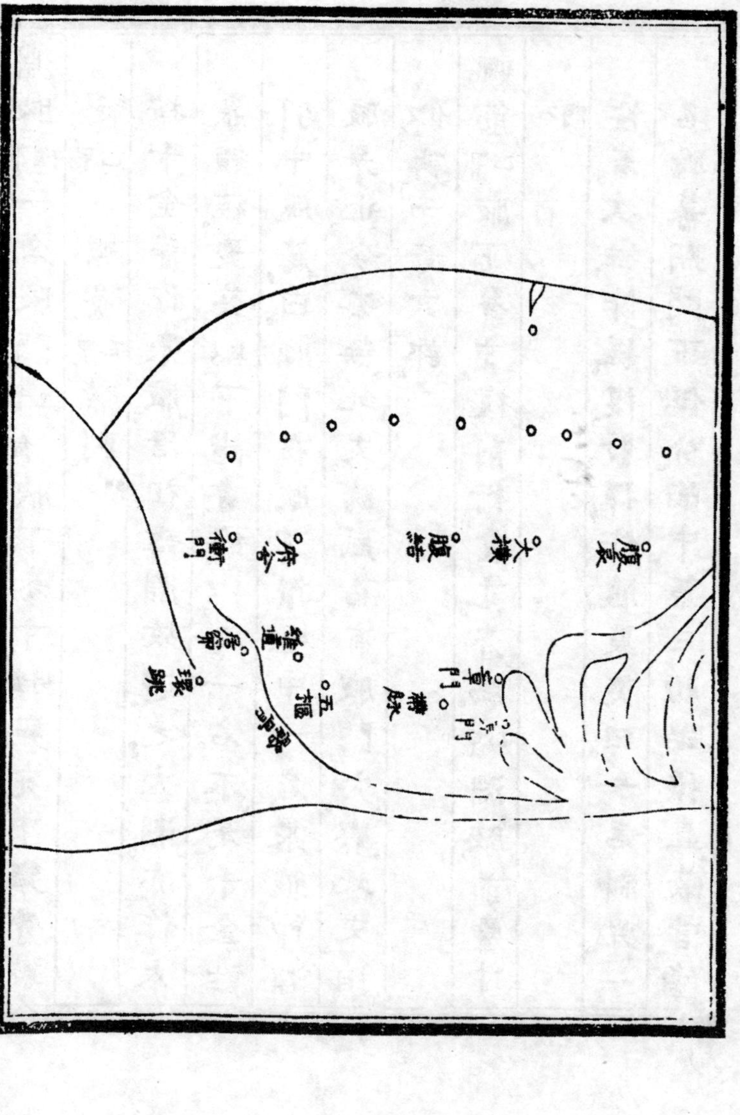
腹哀
大横
腹結
府舍
衝門
章門
帶脉
五樞
維道
居髎
環跳

淵腋靈樞一名腋門。千金註腋下參寸。素問宛宛中。舉臂取

之。甲乙禁灸。甲乙禁刺。入門

按千金等作泉腋。唐祖諱淵。故避之。大淵亦作大

泉。類經。聚英。以下諸書。終以為一名。不是。千金註

引中風篇曰。腋門在腋下攢毛中。一名泉腋。即淵

腋是也。今本無此文。諸風篇有腋門穴。與此文相

似。詳于奇穴部。

輒筋甲乙腋下參寸。復前行壹寸。著脇。甲乙淵腋前壹寸。

入門

按著。次註。作摂。復。發揮作腹。聚英曰。一名神光。一

名膽募。期門。下伍分。陷中第三肋端。横直蔽骨傍。

貳寸伍分。上直両乳側臥屈上足取之是次註。日月之註文。而神光膽募日月之別名也。聚英輙筋下。闕日月穴蓋脫簡。呉文炳醫統大成受其誤也。金鑑亦不知其誤而作從淵腋下行復前壹寸。三肋端。横直蔽骨傍柒寸伍分半直両乳謬妄不可讀。

大包（靈樞）脾之大絡。名曰大包出淵腋下參寸布胸脇。（靈樞）出九肋間。及季脇端（甲乙）側脇。（入門）腋下陸寸。（大全）脇下至季肋壹尺貳寸。此穴居其中（增註）

按聚英呉文炳。作免肋間。免疑九誤。

天池（靈樞）一名天會。（甲乙）乳後壹寸。腋下參寸。著脇直掖

撅肋門。甲乙側脇陷中。入門

按脇。千金。作肋。而無參寸字。撅。千金翼。作掘。本輸篇曰。腋下參寸。手心主也。名曰天池。語而不詳。次註。作乳後貳寸。入門。作乳外貳寸。金鑑。作乳傍壹貳寸許。骨空論云。撅骨。王氷曰。尾窮謂之撅骨。撅。橛。通用。說文曰。撅。臀骨也。橛。本作髍。非此義。醫門摘要曰。按禮內則云。不涉不撅矣。撅。字言肋骨形如撅。字彙云。撅。揭衣也。肋骨皆如撅。何特此穴曰。撅肋。或曰。撅與掘通。又轉與崛通。崛起。㒵。金鑑。作撅起肋骨。按直腋下。乳後有肋骨。稍高大崛起者是也。余嘗剳剳刑屍。觀肋骨枚枚無所異。不見崛起者按字書曰。撅。投也。蓋此穴逼骨而取之也。腋下参寸。前行壹寸。乃輒筋。當肋後。其肋前。是天池也。大包言側脇。天池言着脇。則以僅着脇部也。脇或作肋。着肋亦通。乳中天谿。二穴相並。然在膺骨陷中。則天谿微高。天池在乳後壹寸。逼肋骨胸鄉。天谿食竇諸穴。胸部四行。雖在側脇。屬胸部。實是着脇處。則以乳後壹寸。取此穴。逼骨欲投肋下之處也。

章門脉經一名長平。一名脇窌。甲乙一名脾募。千金一名肋髎。大全大横外。直臍季脇端。側臥屈上足。伸下足。擧臂取之。甲乙按千金明堂。作大横文外文。蓋之誤。千金肺臟篇及千金翼無文字。季脇者。淵腋直下肋骨到此其末不似偃月。其骨頭向前其尖曰端脇。脇與腹部之交。就脇之所盡曰季脇。而不言季肋者。向後更有小肋也。愈知言季脇之有字法也。京門下註。有季肋之文。可證也。千金。千金翼。外臺。次註。以下諸書。皆作季肋。不辨其義也。神應類經。大成。作臍上貳寸。兩傍各陸寸。入門。作横取陸寸。資生註。所引難疏及聚英。作兩傍玖寸。皆拘矣。類經又曰臍上壹寸捌分。兩傍各捌寸半。是帶脈之註。不可從。肘后曰。小肋屈頭也。大全。一名季肋。是京門也。故不取。

類經曰。肘尖盡處是穴。此捷法也。假令用此法必
取季脇端可也。凡用捷法者。說既見醫門摘要曰。
類經云。脾募也。按在腹曰募。在背曰俞。募者。募結
之義。而經脉結聚于此。俞者輸也。脉氣轉輸于此
也。千金翼曰。多汗。四肢不舉少力。灸長平五十壯
在俠臍相去伍寸。不鍼。而言不鍼者。可疑。千金曰
泄痢。不嗜食。雖食不消。灸長谷五十壯。三報。穴在
俠臍相去伍寸。一名循際。是天樞異名。而穴註與
章門同。大全曰。飛虎。即童門也。童章字相似。恐是
章門誤。又支溝一名又奇穴有飛虎。
京門甲乙一名氣府。一名氣俞。甲乙一名腎募。大成監骨腰

中。季肋，本。俠脊，屈上足。伸下足。舉臂取之。類經

按，俞。外臺作輸。季肋。資生。類經。作季脇。蓋據素問兩季脇之間。灸之文也。然言兩季脇之間。未辨何穴也。或誤讀章門下註。言季脇也。季脇。季肋說既見。監骨。次註。作骼骨。又居髎下註云。監骨。次註作骼骨。骼與髂通。監有攝守義。左傳。君行則有守。守曰監。監骨攝持腰股之骨也。髂。玉篇。腰骨也。曰監骨。曰腰髖骨。曰腰髁骨。由此觀之。監。髖。髁。共髂之轉音。同義。古書皆言監骨。蓋古言也。而此穴。如與腰骨。不相與。而章門。當季脇。淵腋直下。則在向後季肋之本。肋末連接腰骨。略屬腰部。故曰監骨腰

中。王太僕。監骨下。加與字益通。就脇腹之交取章
門。故曰季脇。向後更有小肋。其本是京門也。卽曰
季肋是也。章門曰端京門曰本可以見也。千金翼。
外臺。與千金同。甲乙作監骨下腰中挾脊季肋下。
壹寸捌分。是以帶脉註文混入于此。傳寫之誤。故
從千金。折衷曰。以帶脉之法。恐非也。法疑注誤。可
謂能解書也。類經。作臍上伍分傍。玖寸半拘矣。
帶脉。甲乙季脇下。壹寸捌分。甲乙陷者宛宛中。明堂
按千金。千金翼。外臺。作季肋。後人不辨章門季脇
之義。妄改作肋也。果其說之是乎。帶脉。當徵如後
而下也。不得取於季脇章門下。神應經曰。季肋下。

壹寸捌分臍上貳分傍柒寸半。類經。作臍傍捌寸

半。肥人玖寸。瘦人捌寸抑何則肥瘦人人殊如腹

便便者。豈得用折量乎。

五樞甲乙帶脉下參寸。一曰。水道傍。壹寸伍分。甲乙陷中。

資生

按傍。千金。千金翼。外臺。作下入門。作外自章門至

居髎。凡捌寸參分。骨度。季脇至髀樞陸寸間。不可

容此四穴。岡本。斜從小腹向陰毛際。取此諸穴恐

非也。甲乙。千金。載五樞水道傍。壹寸伍分一說今

量之自季脇章門穴。至五樞肆寸捌分章門直臍

傍也。水道臍下肆寸也。骨度篇。季脇下。至髀樞。陸

寸。以臍下至横骨陸寸半之寸，當之略相同然水道。問府舍說分寸者不穩。但取之帶脉，下参寸。可也。明堂作帶脉下貳寸。大成作水道，傍伍寸伍分非也。

維道 甲乙 一名外樞。甲乙 章門下伍寸参分。甲乙

按類經作中極，傍捌寸伍分不可從。

居窌 甲乙 章門下捌寸参分。監骨上陷者中。甲乙

按監骨次註作髂骨蓋内經云。兩髂髎者是也。髀樞與少腹交腰之處，崛起骨謂之髂骨，說已見骨度篇曰。季脇以下至髀樞長陸寸。據此則捌寸参分。當作陸寸参分脇側陸寸之際。何容捌寸参分

骼骨上參分許。陷者是也。謂章門下。則維道微前行。居髎。亦傍骨斜下。何則帶脈。五樞。謂季脇下。帶脉下者。可見。凡謂髎者。取骨罅巨髎。顴髎。肩髎。八髎類。可徵也。或取之環跳下。股骨頭。而合捌寸參分之法。然其上有環跳。而屬足部。居髎在其下屬季脇之中。謬誤較然。次註。作章門下肆寸參分。肆恐字誤。金鑑。從維道下行參寸。非也。

水户醫官清水方敬子考

陸奥　川嶋務子本

門人　　　　　　同校

結城　小林宜振子振

水户　田﨑廣林子桂

經穴彙解卷之三畢

經穴彙解卷之四目次

間使鬼路　郄門

曲澤　天泉天溫

手少陰心及臂凡十八穴

少衝經始　少府

神門兌衝銳中　中都　少陰郄

通里　靈道

少海曲節　青靈

極泉

手陽明大腸及臂凡二十八穴

商陽絕陽　二間間谷

三間少谷　合谷虎口

清冷淵　消濼

手太陽小腸及臂凡十六穴

少澤 小吉　前谷 手太陽

後谿　腕骨

陽谷　養老

支正　小海

以上總計凡一百二十穴

經穴彙解卷之四

水戸　侍醫　南陽　原昌克子柔　編輯

手部第七

夫欲取手足經穴先以指按井穴經渠緩緩從指所之。而上則筋肉自分到肘中大筋外。尺澤之處廼爲流注之谿谷内經。所謂。分肉之間。谿谷之會以榮衞舍大氣者。是也。如絡穴別走他經者則須據其經考之

骨度篇曰。肩至肘長壹尺柒寸。肘至腕長壹尺貳寸半。腕至中指本節長肆寸。本節至其末長肆寸半。

桉正誤曰。自大椎下脊中。至肘尖爲壹尺柒寸妄。

手部總圖

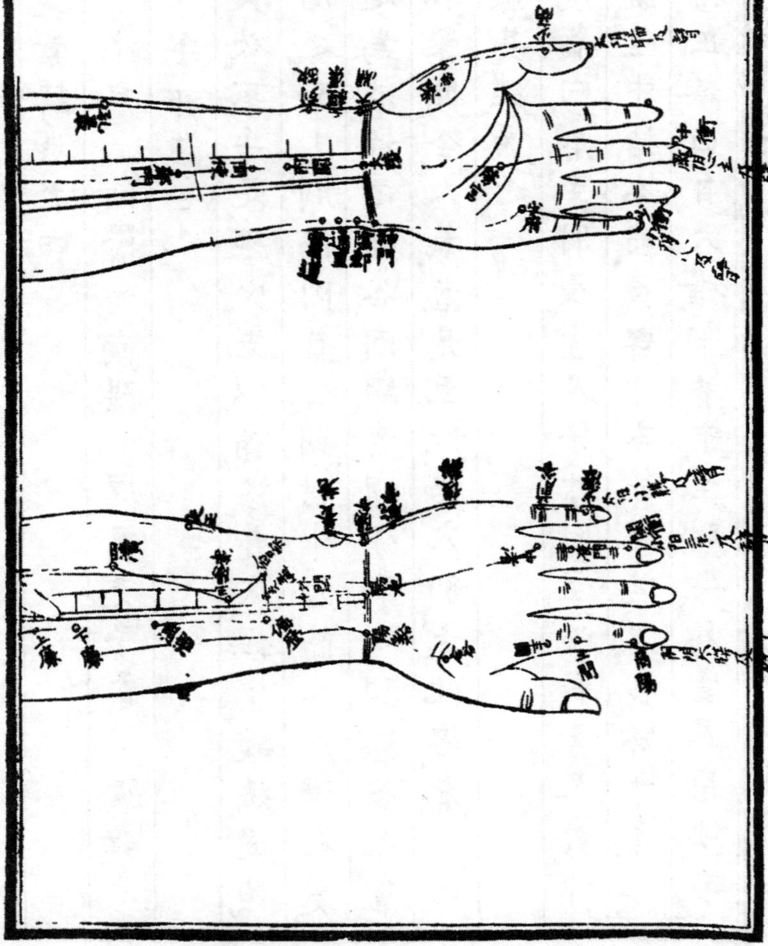

手太陰肺及臂凡十八穴

少商靈樞一名鬼信。千金手大指内側。去端如韭葉。素問爲井靈樞爪甲上與肉交者。同上禁灸聖濟資生

按凡去爪甲如韭葉。者去其爪甲所與肉交形似韭葉者也。故古典。言爪甲上與肉交者俗人不悟。以爲去爪甲容韭葉許誤矣。何則甲後容韭葉則過第一節也。妄哉。折衷云。甲乙少澤穴下曰在手小指端去爪甲壹分據之則韭葉之分寸。當爲壹分凡爪甲上謂甲後也。手之上下指尖頭爲下前後指尖頭爲前手指之内外以伏掌言之外臺甄權曰。大拇指甲外畔當角是以反掌言之與古説

不合外。恐寫訛。聖濟曰。唐刺史成君綽。忽頷腫大如升。喉中閉塞。水粒不下三日。甄權以三稜針刺之。微出血。立愈。

魚際素問手魚也。爲榮。靈樞手大指本節後内側。散脉中

甲乙禁灸。入門

按魚者。謂手魚腹也。此穴世人多取掌後横紋内側。誤矣。靈樞曰。魚際者手魚也。滑壽曰。曰魚。曰魚際云者。謂掌骨之前。大指本節之後。其肥肉隆起處。統謂之魚。魚際則其間之穴名也。又孫真人脈論曰。從肘腕中横文至掌魚際後文。却而十分之所謂魚際。指魚腹赤白肉際也。凡魚腹四邊。皆可

謂魚際也。脈論所説者非穴名也。折衷曰。凡手足之拇指之節數。原與諸指不同。故於諸指也第三節爲本節也。於拇指也。第二節爲本節也。即入門所謂魚際。在大指二節後。内側散脈中是也。獨張氏以爲本穴在寸口之前魚之後。以側腕高骨強爲本節。非也。十四經鈔曰。經曰。入寸口上魚。循魚際。出大指之端。是可見經脈流行之次序。然滑氏取穴於魚腹下腕骨上。故於本文上魚下爲句。學者其再詳之。

大淵 素問 一名鬼心。千金 魚後壹寸。陷者中也。爲腧。靈樞 掌後。甲乙 横紋頭。明堂按魚後。魚腹後也。魚際後。有腕骨。阻腕骨是卽壹寸弱。故此穴取腕後也。聚英曰。一名太泉。非是說見淵液。大成作掌後內側橫紋頭非也。十二原篇云。陽中之少陰肺也。其原出於太淵。不與本輸篇合。

經渠 靈樞 寸口中也。動而不居。爲經。靈樞 陷者中。甲乙 脉中。

聖濟 禁灸。甲乙

按動而不居。謂動脈也。入門云寸口下近關上脉中非矣。

列缺 靈樞 一名童玄。折衷 引醫統 腕上分間。去腕寸半。今本不見 別走陽明也。靈樞 骨罅宛宛中。外臺 引甄權 傍關骨上側

增註為原千金

按分間謂分肉間也寸半舊作半寸字倒錯也據甲乙訂之外臺甄權曰腕後臂側參寸交义頭兩筋骨罅宛宛中參寸二字誤也資生作以手交义頭指末神應經作手側腕上寸半以手交中指頭末兩筋兩骨罅中發揮從之而中指作頭指註曰當作食指折衷曰第二指為頭指卽食指也又謂之鹽指發揮註曰頭指當作食指非也類經引滑氏作食指末聚英醫統吳文炳共引滑氏作頭食指末大成作食指盡處入門作塩指寶鑑引資生作中指今試之不當寸半處不可從也此穴當陽

明經之分甲乙曰太陰之絡是脘別走陽明之四字也外臺註曰謹按銅人鍼經甲乙經九墟經無五藏所過爲原穴惟千金方外臺秘要方有之蓋是林億之註也乃今原穴皆記各穴下又抄十二原篇徵古時有原穴原穴見大淵下與千金不同

孔最甲乙太陰之郄去腕柒寸甲乙陷者宛宛中明堂

按去腕千金千金翼外臺明堂等作腕上入門寶鑑作腕側上金鑑云上骨下骨間未知所指不可從甲乙有專金二七水之父母八字千金外臺共不載是五行家之文非皇甫氏之文註語誤入本文註云此處闕文非也

尺澤（素問）一名鬼受。（千金）一名鬼堂。（千翼）肘中之動脉也。爲合。（靈樞）肘中約上。（甲乙）臂屈橫紋中兩筋骨罅陷者宛宛中。（外臺 甄權）引太筋外。（入門）禁灸。（甄權）

按尺甲乙作天。天刋誤。明堂作釋。臂屈下有伸字。聚英作屈肘。呉文炳。肘中作肘后約上。謂橫文約上也。

俠白（甲乙）天府下去肘伍寸。動脈中。手太陰之別。（甲乙）尺澤上伍寸。（同本）

按俠。呉文炳作夾。壽世保元曰。先於兩乳頭上塗墨。合兩手直伸夾之。染墨處。即是穴也。恐有差。不可從。

天府（素問）腋内動脉（靈樞）腋下參寸。臂臑内廉。動脉中。（甲乙）

擧臂取之（聖濟）禁灸（甲乙）

按資生類經曰。以鼻取之入門。作擧手以鼻取之。呉文炳。金鑑。作以鼻尖點墨。共是捷法也。欲據此法須急擧手。緩則當俠白。故不取捷法。呉文炳並大成。作肘腕上伍寸非也。

手厥陰心主及臂凡十六穴

中衝靈樞中指爪甲上與肉交者。素問爲井。靈樞去爪甲如韭葉陷者中。甲乙爪甲角。次註內端。大全

按內經。甲乙。諸書。無內外側字。次註。聚英言爪甲角亦無內外文。大全言內端者原于耶客篇。稻垣道恒筋骨銅人圖曰。手厥陰中衝穴。古來不辨中指之內外。靈樞二篇曰。勞宮掌中中指本節之內間也。勞宮在內間。則中衝亦當在中指內側也。七十一篇曰。心主之脉出於中指之端內屈循中指內廉以上留於掌中。既曰端內曰內廉明是中指內側爪甲角。按本腧篇曰。心出於中衝手少陰也。

是厥陰而言少陰張介賓曰以心與心胞本同一藏其氣相通皆心所主又引邪客篇曰手少陰之脉獨無腧而此篇既論井滎腧經合則不當爲無腧之解也金匱真言論曰南風生於夏病在心俞在胸脇又論俞者可見也只與邪客篇異例也本腧一篇不及手厥陰乃知脫少陰一條傳寫誤以厥陰作少陰邪客篇明言心主之脉出於中指端内屈循中指内廉以上厥陰起中指者可知也又經筋篇曰手心主之筋起於中指手少陰之筋起於小指之内側此篇不曰脉而曰筋其所通亦不同張曰經脈營行表裏經筋出入藏府然而終

篇不論此事。蓋臆說。古人皆言內經不出于一時一人之手。若靈樞無異論。然間亦有可疑者焉。至心與心主之兩脈。多不吻合。蓋以不出一口之論也。

勞宮（靈樞）一名五里。（甲乙）一名鬼路。（千金）一名掌中。（類經）掌中。中指本節之內間也。為滎。（靈樞）掌中央動脈。中。（甲乙）橫紋。（資生）

按掌中手掌中央也。明堂經作手心中。以無名指屈指頭著處是也。發揮曰。資生經云。屈中指以今觀之。莫若屈中指無名指兩者之間取之為允。今按資生經曰。屈無名指著處。是與滑氏所引不同。

入門曰。屈中指取之皆捷法也。予試之間有不合者。不可用也。屈指使掌中凹。直中指内間。横紋中。陷者。此穴也。捷法不可悉廢亦不可深泥也。十三鬼穴。鬼路。即勞宮也。詳于間使。

大陵靈樞一名心主。脈經一名鬼心。大全掌後兩骨之間。方下者也。爲腧。靈樞手腕第一約理中。當中指肘后

按千金註。以鬼心爲大淵。大全爲大陵。折衷引千金亦爲大陵。蓋以千金掌後横文名鬼心有兩説。未知孰是姑存二説。方下謂陷中也。脈經曰心主在掌後横理中。肘后曰心主云云。其文以肘后爲詳故繫之本註。又以心主爲一名千金曰吐血嘔

遥灸手心主五十壯千金翼云大陵是也。甲乙千金翼外臺資生發揮作兩筋間。陷者中千金。作兩骨間。次註作掌後骨兩筋間。類經聚英醫統金鑑作掌後骨下横紋中義同十二原篇曰。陽中之大陽心也。其原出於大陵是心包經而爲心之原者説已見。

内關靈樞去腕貳寸。出於兩筋之間靈樞絡別走少陽甲乙與外關相對類經大陵後貳寸。入門爲源千金

按靈樞曰。刺兩關者伸不能屈兩關者。内關外關也。謂伸肘而取之也。千金註曰。外臺作伍寸今本作貳寸。

間使靈樞一名鬼路千金翼兩筋之間參寸之中也。為經。靈樞掌後參寸。陷者中。甲乙大陵後參寸。入門

按參寸之中言掌後參寸。兩筋之中間也。肘后作兩腕後兩字衍。鬼路千金翼云。從手橫紋上參寸。兩筋間。鍼度之名鬼路。此名間使大全歌括類經並為一名。千金十三鬼穴註為勞宮者。恐非也。千金風癲篇。作腕後伍寸臂上兩骨間。千金翼諸風篇作貳寸誤

郄門甲乙手心主之郄。去腕伍寸。甲乙掌後。千金大陵後伍寸。入門

按千金註曰。外臺云。去內關伍寸。今本無此語

曲澤靈樞肘內廉下陷者之中也屈而得之為合靈樞大筋內側橫紋中動脉神應

按屈者屈肘也甲乙作屈肘入門作肘腕內橫紋中央非也

天泉甲乙一名天溫甲乙曲腋下去臂貳寸舉臂取之甲乙

按溫外臺資生類經聚英寶鑑呉文炳醫統大成並作濕千金無去臂二字是也類經作去肩臂不穩據去臂二字則當曲澤上貳寸對腋處然前人共取之於臑內廉對腋處腋下貳寸自曲澤隨分肉而上則至腋下退貳寸此穴也千金並翼方外臺作舉腋取之無異義

手少陰心及臂凡十八穴

少衝（甲乙）一名經始（甲乙）手小指内廉之端去爪甲如韭葉手少陰脉之所出也爲井（甲乙）爪甲角（資生）

按凡手指言内外者以伏掌而取之故此穴取小指爪甲角對無名指處直少府後也靈樞闕少陰一條本輸篇曰心出於中衝手少陰也説既見

少府（甲乙）小指本節後陷者中直勞宮爲榮（甲乙）掌内（大全）

按本千金作大在掌中小指次指間横直勞宮今世人取掌外側者非也類經聚英大成作骨縫亦粗金鑑曰小指本節末外側非也

神門（甲乙）一名兌衝一名中都（甲乙）一名鋭中（聚英）掌後鋭

骨之端（靈樞）陷者中。為俞（甲乙）當小指次（註）動應於手（同上）

按甲乙經。作兌骨。千金。外臺等同。兌銳通。凡稱兌骨。皆言骨頭尖者也。兌眥。兌肉。共同。滑壽張介賓以兌骨為腕下踝骨。後世諸人不曉。遂以據之。岡本氏和語抄。辨之詳矣。果滑張之說是乎。素問曰。顱際兌骨。又曰肘外銳骨。豈頭肘有踝骨邪。類經曰。足跗後圓骨曰踝。手腕後圓骨亦名踝。圓銳形異。何其言之妄也。腕骨註曰。起骨下。陽谷註曰。銳骨下。養老註曰。踝骨上。豈一踝骨而有三名乎。說詳于後。予故以自肘至腕壹尺貳寸半。法定之先取掌後橫文。後壹寸當小指間點之。此為通里穴。

次取横文與通里之中央。動脈中此掌後伍分。迺為陰郄穴則神門自在掌後兊骨端。横文微後可見也。後人泥滑張之説以心經取諸側腕故以神門為腕骨中側腕。宛宛中誤矣。繆刺篇云。少陰鋭骨之端。次註曰。謂神門穴也。今取心經於掌内側小指無名指間直到肘外鋭骨之内也。掌後側腕為小腸經説見于後。俗醫之取此四穴唯布四指以定之妄謬甚矣。次註作掌後伍分。不取。

少陰郄（甲乙）掌後脉中去腕伍分。（甲乙）當小指。無名指間

増註

按甲乙。少陰上有手字。外臺。次註。作少陰郄。千金。

並翼方。資生。聖濟。無少字。後世皆同。

通里靈樞掌後壹寸。別走太陽。靈樞陷者中。明堂直陰郄後。

增註

按里。千金。千金翼。作理。掌甲乙。作腕。經脈篇云。去腕壹寸半。馬蒔曰。半字衍。觀下掌後壹寸可見。是也。諸書共無半字。類經。作腕側。非也。說見下。

靈道甲乙掌後壹寸伍分。爲經。甲乙

按甲乙或曰。壹寸。諸書皆載之。掌後壹寸。此通里也。千金。不載。或曰。一說是也。

少海甲乙一名曲節。甲乙肘內廉節後。陷者中。動脈應手爲合。甲乙與小腸經。小海俠肘內。大骨相對。增註

禁灸。甄權

按小海少海二穴唯隔一骨內外耳故諸醫聚訟紛紛。小海註曰。俠肘內大骨外廉。少海註曰俠肘內大骨內側。其義較然著明。故增註曰。與小腸經小海。俠肘內大骨相對。小腸經支正既取外廉則小海又在大骨外可知也。故甲乙少海註云。肘內廉節後可見。已外臺所引甄權曰。穴在臂側曲肘內橫文頭。屈手向頭而取。是少海穴欲取此經仰手微屈腕又微屈肘內向自掌後神門穴就分肉緩緩到肘內。過大骨又內側數寸。留腋下中央聚毛裏是極泉也。取小腸經亦屈腕屈肘若前法自後谿緩緩隨外側到肘内俠大骨出外廉是小海穴也俱以分肉探之奚疑故取小海唯過肘内大骨取陷者中則不拘甄氏所謂横文頭自得之也千金翼銅人資生入門類經聚英醫統共從甄氏說如次註明堂資生發揮呉文炳聚英醫統並云肘内大骨外去肘端伍分岡本氏以爲小腸經小海穴註混于此是也

青靈（明堂）肘上參寸伸肘舉臂取之（明堂）禁刺（入門）

按甲乙千金外臺不載此穴近時鍼灸書皆有入門作青靈泉發揮無伸肘字呉文炳作伸臂舉臂

析衷曰小海後參寸

極泉　腋下筋間動脉。入胸中。臂内。聖濟

按千金。曾作骨字誤。千金翼。外臺。與文炳。無中字。入門。醫統。寶鑑。中作處。折衷曰。腋下中央。聚毛裏是穴得之

手陽明大腸及臂凡二十八穴

商陽靈樞一名絶陽甲乙手大指次指爪甲上去端如韭葉素問爲井靈樞内側甲乙爪甲角鍼禁灸入門

按大指次指類經金鑑作食指入門大全作鹽指無異義下同

二間靈樞一名間谷甲乙本節之前二間爲滎靈樞内側陷者中甲乙

按本節之前謂大指次指本節之前受上文故畧之也三間亦同聚英呉文炳作食指説見上

三間靈樞一名少谷甲乙本節之後三間爲腧靈樞内側陷者中甲乙

按聖濟作内廉側千金翼癰病篇曰虎口第二指節下壹寸。

合谷靈樞一名虎口甲乙大指岐骨之間爲原靈樞大指次指間甲乙大指虎口兩骨間陷者中。千金姙娠不可刺聖濟

按大指與次指岐骨也。明堂作兩骨罅間宛宛中。無異義千金翼曰虎口後縱文頭立指取之宛宛中縱文頭不及岐骨故不取此穴孕婦禁刺蓋徐文伯故事說見于三陰交

陽谿靈樞一名中魁甲乙兩筋間陷者中也爲經靈樞腕中上側甲乙張大指次指取之金鑑

按筋甲乙。作傍非也。腕中腕骨之中也十四經鈔。作關骨下非也資生曰辛師舊患傷寒方愈食靑梅既而牙疼甚有道人爲之灸屈手大指本節後陷中。灸三壯。初灸覺病牙癢再灸覺牙有聲三壯疼止。今二十年矣。恐陽谿也今按治齲齒痛者。合谷有奇驗。其以爲陽谿非。

偏歷 靈樞 去腕參寸。別入大陰 靈樞 陷者中 明堂 上側 增註

按去腕甲乙以下諸書。作腕後義同。別入甲乙作別走聖濟聚英發揮寶鑑作腕中後

溫溜 甲乙 一名逆注。一名蛇頭 甲乙 腕後陸寸。甲乙 動脈中。

明堂 從偏歷穴上行參寸。金鑑

按溜千金千金翼明堂寶鑑作留古通用入門作流資生吳文炳醫統大成虵作池大全作地聚英作沱字誤甲乙載少士伍寸大士陸寸千金外臺以下諸書從之凡分寸據其人折量豈獨此穴以大士少士別之耶故不取明堂作伍寸陸寸問亦不取徐氏歌作腕後伍寸非銅人並大原先安醫門摘要作小士陸寸大士伍寸錯置

下廉（甲乙）輔骨下去上廉壹寸與輔齊兒肉其分外邪

（甲乙）曲池下肆寸（類經）

按入門大全作曲池前伍寸並非也輔骨下輔骨之前也與舊作恐叢字誤今改作與千金無與輔

以下九字。邪斜也。其分分肉也。外臺資生。聖濟。以下諸書。並無與齊二字。邪。外臺類經。入門作斜資生。作針。聚英。呉文炳大成。引銅人。作斜針

上廉 三里下壹寸。其分抵陽明之會。外斜 曲池下參寸 類經

按陽明之會。舊作陽之會。外臺等。有明字。今補之。資生作其分獨抵陽明之會外斜針。聖濟。醫綱。無針字。醫統。無斜針二字。千金。無其分以下八字。入門。大全。作曲池前肆寸。非也。

手三里 曲池下貳寸。按之肉起。兌肉之端

按明堂。聚英。作三里。一名手三里。大成。呉文炳。從

之非是資生。神應。入門。大全。作曲池下參寸是上粂穴不可從也今從甲乙取之銳肉端可也折衷曰一名鬼邪。非鬼邪是足三里。

曲池 靈樞 一名鬼臣 千金 一名陽澤。千翼 肘外輔骨陷者中。屈臂而得之爲合 靈樞 肘骨中以手按胸取之 甲乙 屈肘兩骨之中 次註 臂相連處 本事

按千金翼小腸篇曰陽澤一名鬼臣今移入一名

按胷次註資生以下諸書作拱胷千金曰肘後輔屈肋曲骨之中轉輔之誤肋肘之誤資生作屈肘曲中蓋脫字兩骨外壘聖濟明堂發揮作曲骨此穴應屈肘迫其兩骨屈曲間取之千金諸風篇作

兩肘外曲頭。世人多據明堂本事方入門等。取横紋頭者誤也。本事方曰。臂相連處。以手拱胸取之。紋盡處是穴

肘窌甲乙一名肘尖外科樞要肘大骨外廉陷者中。甲乙與天井相並。相去壹寸肆分。類經近大筋。入門曲池外傍微後隔骨陷中。增註

五里靈樞一名尺之五里。靈樞天府下伍寸。素問肘上參寸。行向裏大脉中央。甲乙禁刺。甲乙按向。千金並翼方作馬。誤。脈。入門作筋

臂臑甲乙一名頭衝。千金一名頸衝。千翼肘上柒寸。䐃肉端。甲乙肩髃下壹夫。兩筋兩骨罅陷。宛中平手取之。不得拏手令急。其穴即閉。資生禁刺。資生

按荼寸舊作荼分胭舊作膕皆傳寫之誤今據千金。外臺等訂之壹夫銅人圖作參寸是也然不可輙改千金曰。頭衝在伸兩手直向前令臂著頭對鼻所注處灸之各隨年壯千金翼云一名臂臑。又按千金翼伸兩作兩伸注作立外臺。作住此法恐致差謬故不取。

手少陽三焦及臂凡二十四穴

關衝（靈樞）手小指次指之端也。爲井（靈樞）爪甲上。去端如韭葉。（素問）與肉交者。（靈樞）爪甲角（甲乙）無名指甲後。（千翼）

禁灸。（甄權）

按入門小指次指作四指。資生一云。握拳取之。繆刺論云。手中指次指爪甲上去端如韭葉。王冰曰。謂關衝穴。新校正曰。按甲乙經關衝穴出手小指次指之端。今言中指者誤也。

液門（靈樞）小指次指之間也。爲滎（靈樞）陷者中（甲乙）本節前陷（入門）

按液甲乙千金翼外臺作腋。千金作掖。今從靈樞。

資生一云、握拳取之。

中渚靈樞本節之後、陷者中也。爲腧。靈樞握掌取之。入門

按本節之後、謂小指次指間本節之後也。受上文、故不重言。千金。外臺。作本節後間。諸書從之。千金翼作小指次指後本節後間。蓋上後字衍。聚英寶鑑。吳文炳醫統大成作液門下壹寸拘矣。

陽池靈樞一名別陽甲乙腕上陷者之中也。爲原。靈樞手表上。甲乙自本節後骨直對腕中類經斜近外踝處增註

禁灸。資生聖濟

按腕上腕骨之上也。手表上。千金外臺無上字。入門作手掌背横紋陷中。同義。聚英。吳文炳大成作

從本節直摸下至腕中心非也素問云掌東骨下
灸之王冰曰陽池穴也呉崑曰陰郄穴也醫學綱
目曰未詳當否
外關靈樞去腕貳寸靈樞陷者中別走心主甲乙兩筋間類經
與內關相對大成
按心主舊作心今據諸書補之兩筋大成金鑑作
兩骨聚英呉文炳作陽池上壹寸大全作腕後壹
寸並非也
支溝靈樞一名飛虎類經上腕參寸兩骨之間陷者中也
為經靈樞臂外千金外關上增註
按大全曰飛虎穴卽童門穴也又云是支溝穴以

手於虎口一飛中指書處。是穴也。童是章、書是盡之誤、而章門。未聞名飛虎。恐有誤脫、入門曰陽池後參寸。無異義。

會宗甲乙腕後參寸。空中。甲乙支溝外傍壹寸。入門支溝。會宗、止隔一條筋。支溝上側。會宗外側。國本 一云。禁刺類經

按空中、言骨上空。資生聖濟發揮異文炳大成作空中壹寸。誤矣。程敬通曰。支溝在腕後參寸。兩骨陷中。會宗、亦在腕後參寸空中。腕後空。唯兩骨陷中耳。別無有空也。一云在腕後參寸空中壹寸。而三陽絡。又在支溝上壹寸。會宗故未易取也。俟高

明者訂之。金鑑曰。以支溝會宗二穴相並平直空中相離壹寸也。拘矣。

三陽絡甲乙 一名通間。次註 臂骨空在臂陽去踝肆寸兩骨空之間。素問 臂上大交脉。支溝上壹寸。甲乙 陽池後肆寸。入門 禁刺。甲乙

按絡。千金作胳誤。明堂作肘前伍寸。是四瀆穴也。通間。聚英。醫統。呉文炳大成。作通門。

四瀆甲乙 肘前伍寸。外廉陷者中。甲乙 三陽絡上參寸半。

增註

按寶鑑。作陸寸。非也。

天井靈樞 肘外大骨之上。陷者中也。爲合。屈肘乃得之。

靈樞大骨之後。兩筋間。甲乙曲肘。後壹寸。叉手按膝頭

取之。兩筋骨罅。資生所引甄權

按千金。作肘後外。大骨類經。作大骨尖後。聚英作

輔骨上。兩筋叉骨罅中。屈肘拱胸取之。

清冷淵甲乙肘上貳寸。伸肘舉臂取之。外臺資生。肘上參寸。

按甲乙。作肘上壹寸。是天井穴也。壹恐字誤。故不

千金千金翼。天井上行壹寸。金鑑

取。千金。千金翼。入門。大全。作參寸。外臺。資生。發揮。

聖濟。類經。聚英。寶鑑。醫統。吳文炳。大成。作貳寸。不

知孰是。姑從王氏。淵千金。作泉。說既見。

消濼甲乙肩下臂外。開腋斜肘。分下行。甲乙在分肉如蛇

頭者。一本同

按濼大全。作瀝。註證發微。作鑠。醫學綱目。作爍。分謂分肉也。下行舊作下胻字之誤。註曰一本無胻字。聚英醫統。吳文炳。大成無行字。此穴在關腋斜則肘分肉下行者。故今據千金外臺。次註訂之。關發揮。類經。聚英寶鑑。作間誤。

手太陽小腸及臂凡廿六穴

少澤〔靈樞〕一名小吉〔甲乙〕小指之端也爲井〔靈樞〕去爪甲壹分陷者中〔甲乙〕外側〔千金〕去爪甲角如韮葉〔入門〕

前谷〔靈樞〕一名手太陽〔千金〕手外廉本節前陷者中也爲滎〔靈樞〕小指外側〔甲乙〕

按本節謂手小指本節承上文也下同千金曰苦心下急熱痺小腸內熱小便赤黃刺手太陽治陽手太陽在手小指外側本節陷中今爲一名又見奇穴部

後谿〔靈樞〕手外側本節之後也爲腧〔靈樞〕陷者中〔甲乙〕腕前起骨下〔明堂〕橫紋尖上〔大全〕仰手握拳取之〔類經〕

按谿。明堂。作溪握掌外側。腕前本節之後。横紋尖。是也。

腕骨靈樞手外側。腕骨之前爲原。靈樞起骨下陷者中。

按腕骨者。掌臂相交之處。又單稱腕。又稱腕中腕上者。皆同義。此穴在腕前。而名腕骨者。以近腕也。猶鳩尾下伍分名鳩尾。横骨上寸餘名横骨也。世人多取諸踝骨前。誤也。欲取此穴。則先握掌向內以手小指外側。本節後横紋頭。盡處取後谿。隨骨而上行。腕前有小起骨。其前是腕骨穴也。凡言上下者。向肩爲上。向指頭爲下。故內經。去腕作上腕。又上廉穴。近肘。下廉穴。近腕。是上下之辨也。凡言

前後者向指頭為前向肩為後故謂掌後腕後也
又前谷在本節前後谿在本節後是前後之義也
俗醫解起骨為踝骨而不考上下前後字只就踝
骨前上側取此穴所以誤也靈樞有外側字豈欺
我哉入門作掌後外側高骨下不知而臆斷可笑
也起骨聖濟作鋭骨
陽谷靈樞鋭骨之下陷者中也為經靈樞手外側腕中甲乙
按鋭骨説已見掔掌向內則踝骨前有尖骨是鋭
骨也鋭骨前陷中不待摸索即當腕骨之中腕中
二字可見也今人多就踝骨後上側取此穴此不
知上下義何粗之甚甲乙有外側二字豈得取之

上側乎大全。作手、外側骨踝下骨踝。蓋錯置而以
鋭骨為踝骨不可從。
養老甲乙手、太陽郄在手、踝骨、上一空。腕後壹寸。陷者
中。甲乙
按空謂骨上之孔。故内經有骨空論。其他如大迎
骨空而頰空。或四髎第一空第二空可以見也。千
金並翼方外臺作踝骨、一空在後壹寸在盖腕、字
之誤。發揮類經以下、諸書與甲乙同資生作踝骨
上空寸。蓋脱字也。明堂空作穴無害呉文炳醫統
聚英大成作云字誤。世人取此穴於踝上壹寸不
知千金外臺有誤字也。一穴失其所三穴不得真

故歷摸後谿。腕骨陽谷。直隨外側上行。腕後壹寸
正當踝骨外側。自有一空。此養老穴也。然後甲乙
腕後壹寸。踝骨上一空。九字可讀也。聚英作踝骨
前上。杜撰甚矣。內經。曰。手太陽經。出踝中。亦可徵
焉。後讀岡本氏所著。盡與予說同。

支正（靈樞）上腕伍寸。內注少陰。（靈樞）去養老穴肆寸。陷者
中。（明堂）外廉。（類經）
按甲乙。上腕作肘後。諸書從之。資生少陰作少陽。
誤。

小海（靈樞）肘內大骨之外。去端半寸。陷者中也。伸臂而
得之。為合。（靈樞）禁灸。（甄權）

按經筋篇云。手太陽筋。起小指之上。結於腕上。循臂內。結於肘內鋭骨之後。彈之應小指之上。張介賓曰。結於肘下鋭骨之後。小海之次。但於肘尖下兩骨罅中。以指捺其筋。則痠麻應於小指之上。是其驗也。伸乙作屈。去端作肘端。外臺引甄權之說。作屈手頭而取之。類經吳文炳大成從之。明堂聚英醫統作少海誤。

水户醫官吉田尚光子新

水户大河内政存子策

門人

下野片岡恒升卿

水户梅田白子達

同校

經[illegible]解卷之四畢

經穴彙解卷之五目次

足部第八並圖

足太陰脾及股凡二十二穴

足厥陰肝及股凡二十二穴

太衝　中封懸泉

蠡溝交儀　中都中都太陰

膝關　曲泉

陰包陰胞　五里

陰廉

足少陰腎及股凡二十六穴

湧泉地衝　然谷龍淵然骨

太谿呂細　大鐘

照海陰蹻　水泉

復留伏白昌陽外命　交信

築賓　陰谷

地五會　臨泣

丘墟　懸鍾絶骨

陽輔分肉絶骨　光明

外丘　陽交別陽足髎

陽陵泉　陽關關陵關陽陽陵

中犢　環跳臏骨分中

足太陽膀胱及股三十六穴

至陰　通谷

東骨　京骨

金門關梁　申脉鬼路陽蹻

僕參安邪　崑崙

以上總計一百五十八穴

經穴彙解卷之五

水戸　侍醫　南陽　原昌克子柔　編輯

足部第八并圖

骨度篇曰横骨上廉以下至内輔之上廉長壹尺捌寸。内輔之上廉以下至下廉長參寸半。内輔下廉以下至内踝長壹尺參寸。内踝以下至地長參寸。膝膕以下至跗屬長壹尺陸寸。跗屬以下至地長參寸。○髀樞以下至膝中長壹尺玖寸。膝以下至外踝長壹尺陸寸。外踝以下至京骨長參寸。京骨以下至地長壹寸。○足長壹尺貳寸。廣肆寸半。

足部總圖

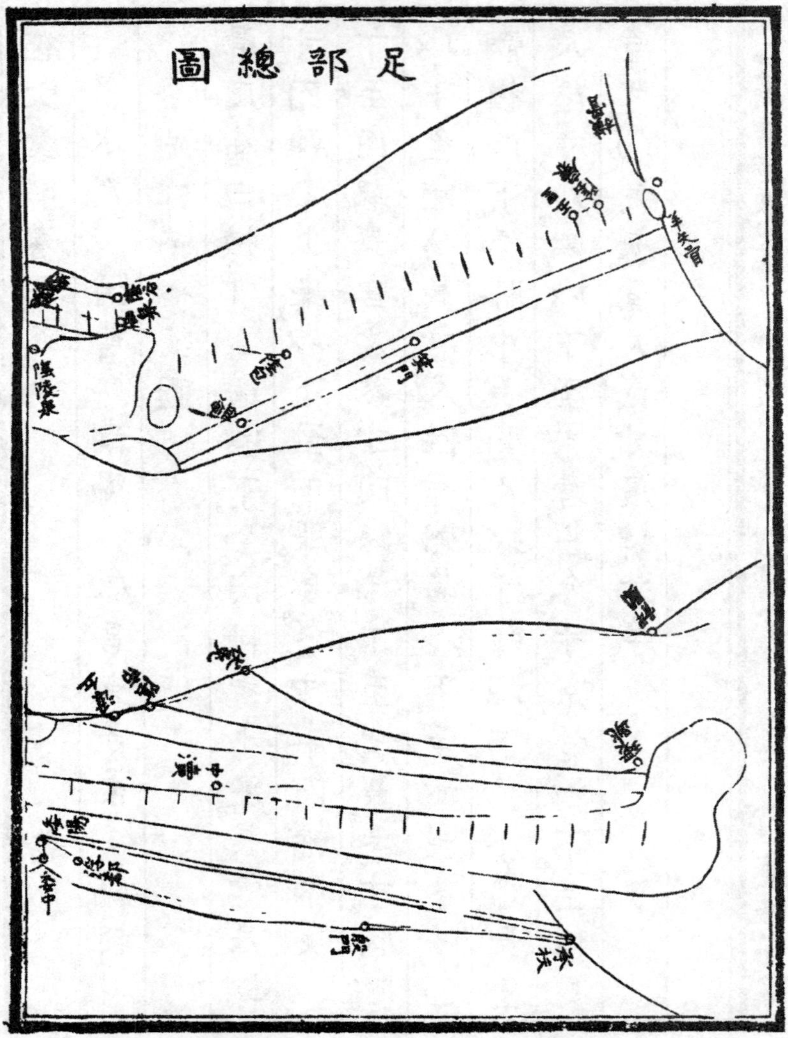

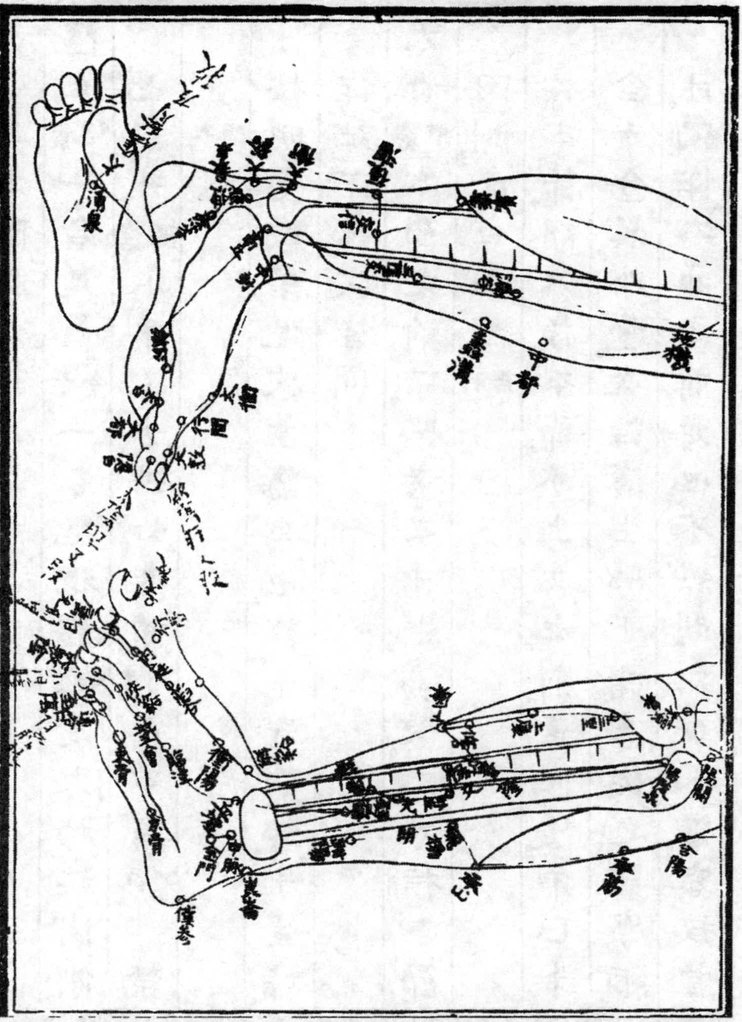
中都
合陽

足太陰脾及股凡二十二穴

隱白素問一名鬼壘千金一名鬼眼醫燈續焰足大指端內側也。靈樞爲井。爪甲上去端如韭葉。素問爪甲角外臺禁灸入門

・按明堂載華佗穴、蓋隱白也。詳于奇穴部。千金指作趾。下諸穴皆同。

太都靈樞本節之前下陷者之中也。爲榮靈樞大指本節內側赤白肉際。肘后

按本節謂大指本節、承上文也。前舊作後。甲乙千金千金翼外臺次註資生以下諸書從之。醫學綱目獨作本節之前是也。不然則太白不應容核骨

下。故今訂之。金鑑作次節末骨縫。非也。肘后側下赤字。誤作寸。今改訂之。

太白靈樞核骨之下也。爲腧。靈樞內側陷者中。甲乙赤白肉際經類

按核舊誤作腕。經脈篇云。脾足太陰之脉。起於大指之端。循指內側白肉際。過核骨後。甲乙。千金。千金翼。外臺次註。皆作核。故知腕字傳寫之誤。今訂之核。梅核桃核之核。大指本節後。骨之如梅核者。是也。甲乙等。謂內踝前大骨。即然骨也。次註。解腕字以爲內踝前者。不知其誤也。發揮。流注。條。作覆骨。註之曰。一作核骨。俗云。孤拐骨是也。孤拐骨。踝

骨別名。非核骨也。類經云。卽大指本節後内側圓骨也。得之甲乙。内側下。有核骨字。省之。

公孫 靈樞 去本節之後壹寸。別走陽明。靈樞爲源。金十按本節之後壹寸。近上側。逼骨。本節者。大指之本節也。入門。金鑑。作大白。後壹寸。不是類經曰内踝前陷中。正坐。合足掌相對取之。千金。說源經者。不與本輸篇同。未知其據。暫記。俟後日

商丘 靈樞 内踝之下。陷者之中也。爲經。靈樞内踝下微前。甲乙 前有中封。後有照海。此穴居中。神應 内踝下。有横文。如偃口形。類經 三穴隔小筋。增註 按丘。入門。作坵。金鑑。作邱。口。恐刀字。

三陰交（甲乙）一名承命。一名太陰。（千金）内踝上參寸。骨下陷者中。（甲乙）骨後筋前。（入門）孕婦禁刺。（類經）

按千金及千金翼灸癲卵法。作捌寸。誤。千金曰。狂邪驚癇。灸承命穴在内踝後上行參寸動脈上。又曰。女人漏下。灸太陰名三陰交。千金翼云。大陰内踝上。一名三陰交。又云鍼足太陰穴在内踝上一夫。一名三陰交。今並移入于別名。骨下謂䯒骨後也。肘后曰。踝尖上參寸。金鑑從之。非也。凡踝上踝下之屬。皆除骨言之。資生曰。昔宋太子善醫術。出苑逢一姙婦。太子診曰。女。令徐文伯診曰。一男一女。針之。瀉三陰交。補合谷。應針而落。果如文伯言。

外臺引集驗方曰。內踝上大脈。並四指是也。捷法之說。既見上。

漏谷甲乙一名太陰絡。資生內踝上陸寸。骨下。陷者中。甲乙禁灸入門

按谷。大全作裕。絡。千金作胳。聚英作經。誤。聚英。吳文炳。並大成。骨下。作䯒骨下。金鑑作夾骨。

地機甲乙一名脾舍。甲乙膝下伍寸。甲乙膝內側。輔骨下陷中。伸足取之。明堂

按甲乙曰。太陰郄。別走上壹寸。空在膝下伍寸。刺腰篇曰。刺散脈。在膝前骨肉分間。絡外廉束脈。王冰註之曰。是地機。機。入門作箕。蓋以音通。輔。舊作

轉資生同傳寫之誤。内輔骨至踝骨壹尺參寸。先取其中為陸寸半。少下為漏谷。其下取中乃三陰交也。其陸寸伍分中除壹寸半取地機。共着骭骨。金鑑作從漏谷上行伍寸。在膝下伍寸内側夾骨陷中。非矣。從漏谷上行則伍寸半。

陰陵泉靈樞輔骨之下。陷者之中也。伸而得之為合靈樞膝下内側。甲乙與陽陵泉内外相對。一曰稍高壹寸許類經禁灸入門

按靈樞曰。陰之陵泉。或無之字。陽陵泉亦同。伸而得之言伸足而得之也。以指按輔骨後傍骨而上則至輔骨下指自止者。此穴也。資生作當曲膝取

之。金鑑。作曲膝横紋頭。非也。類經。聚英。作或曲膝。取之。廢古書。一何至于此。岡本。以此穴爲曲泉。上是曲膝之失也。

血海（甲乙）一名百蟲窠。（大全）膝臏上内廉白肉際貳寸半。（甲乙）骨後筋前（入門）陷中（類經）

按外臺。資生。發揮。半作中。誤。千金翼。聖濟。作貳寸。千金註。入門。大成。作參寸。金鑑。作壹寸。並非也。類經。作膝内輔上横入伍分。拘矣。

箕門（甲乙）魚腹上越兩筋間。動脈應手。太陰内市。（甲乙）陰股内。（資生）血海上陸寸。（入門）禁刺。（入門 類經 一説）

按越兩筋。千金。無越兩二字。千金翼。外臺。無兩字。

又按外臺一作股上起筋間。類經。聚英。醫統。從之。資生。發揮。大全。寶鑑。醫統。吳文炳。亦作越筋間。越起字之訛。字畫相近而誤。寶鑑引靈樞曰。股上起筋間。是外臺一說之祖。然今本無此語。甲乙曰。太陰内市。千金。千金翼。外臺並作陰市内。蓋字之訛。太陰内市。疑是入陰股内。暫記。俟來哲。今以資生係本註。

足厥陰肝及腹。凡二十二穴

大敦（靈樞）一名水泉（千金）一名大順（醫學正傳）足大指之端。及三毛之中也。爲井（靈樞）爪甲上與肉交者。（素問）去爪甲如韭葉。（甲乙）

按次註曰。爪甲角非也。此穴取爪甲上。近三毛之中處。是古來之說也。類經載一說曰。內側爲隱白外側爲大敦。聚英醫統從之。非也。凡井穴靈樞有言內外側。又有不言之。似不可混焉。甲乙有靈樞所不言而言之者。迺古傳不可廢。唯此穴曰及三毛之中。又繆刺篇云。三毛上。何取外側。千金曰。足大指聚毛中是也。又云。石淋灸水泉三十壯。大敦是也。今為一名。又云。㿗時癢癢。便灸足節理三毛中。十壯。劇者百壯。㿗不止灸之。並治陰卵腫。蓋指大敦。聚英醫統。作大指縫間。非也。

行間 靈樞 足大指間也。為滎。靈樞 動脈陷者中。甲乙 大指次指岐骨間。上下有筋。前後有小骨尖。其穴正居陷中。類經

按大全。作大指外間。千金。外臺。脉下有應手二字。

太衝 靈樞 行間上貳寸。陷者之中也。為腧。靈樞 足大指本節後貳寸。或曰。壹寸伍分。甲乙 動脈應手。次注

按甲乙。載二說。諸書從之。考之。其云自行間貳寸。則帶本節而言。云自本節後貳寸。則除本節也。然

則壹寸伍分之說。近是。今據靈樞。取行間。穴上貳寸。是矣。外臺作貳寸半。類經曰在足大指本節後行間上貳寸內間。有絡亘連至地五會貳寸。骨罅間。動脈應手陷中。資生曰。診太衝脈可訣男子病死生。聚英作診病人太衝脈有無可以訣死生。又註太谿曰男子婦人病。有此脈則生。無則死。張介賓註衝陽曰。仲景所謂趺陽也。按仲景趺陽者非穴名。指趺上動脈。太衝衝陽。太谿。共所謂趺陽也。

中封（靈樞）一名懸泉（千金）內踝之前。壹寸半。陷者之中。搖足而得之。爲經。（靈樞）斜行小脈上。（千金）貼足腕上大筋陷中。（類經）爲源。（千金）

按壹寸半。甲乙。千金。並翼方。外臺。以下諸書。作壹寸。與商丘混。今從古說。千金雜病論。次註。作壹寸半是也。搖足。甲乙以下。皆作仰足取之。陷者中。伸足乃得之。千金筋極篇。作內踝前筋裏。宛宛中。癭瘤篇。作兩足趺上曲尺宛宛中。千金曰爲源。說既見。

蠡溝靈樞一名交儀資生去內踝伍寸。別走少陽。靈樞陷者中。明堂

按諸書。作內踝上。儀。大全作仪。千金曰交儀。在內踝上伍寸。不言蠡溝一名。故從資生。

中都甲乙一名中郄。千金一名太陰。外臺厥陰郄。內踝上柒

寸。骭中。與少陰相直。甲乙脛骨中。外臺為經。千金
按與少陰相直五字未詳。少恐太之誤。以上二穴。
取骭骨中。外臺一作陰陵泉。三陰交中間。

膝關甲乙犢鼻下貳寸。陷者中。甲乙
按千金千金翼。作參寸。非。類經。聚英。寶鑑。大成。呉文炳。作犢鼻下貳寸。傍。千金曰。厥陰郄。蓋誤。

曲泉靈樞輔骨之下大筋之上也。屈膝而得之為合。靈樞大筋上。小筋下。陷者中。甲乙膝內屈文頭。千金
按輔骨內輔骨也。

陰包甲乙一名陰胞大全膝上肆寸。股內廉。兩筋間。足厥陰別走。甲乙陷者中。明堂蹺足取之。看膝內側。必有槽

者、中。類經
按包。資生曰。明堂。作胞。今從徐鳳。爲一名別走。甲
乙註曰。此處有缺。外臺類經。同。
五里甲乙陰廉下。去氣衝。參寸。陰股中。動脈甲乙
按千金、千金翼。作陰廉。下貳寸。外臺作陰廉下貳
寸。去氣衝。參寸。未知孰是。陰廉去氣衝。貳寸。則此
穴在陰廉。下壹寸。恐字誤。岡本。以爲陰股横紋中。
亦可疑。刺禁論曰。刺陰股。下參寸。張註曰。五里穴
也。
陰廉甲乙羊矢下。去氣衝。貳寸。動脈中。甲乙陰股横紋中。
岡本

按類經。金鑑。作羊矢下。斜裏參分。直上未詳。類經。曰羊矢在陰傍股內。約文縫中皮肉間有核如羊矢。入門。載羊矢穴詳于奇穴部。

足少陰腎及股。凡二十穴

湧泉霊枢一名地衝甲乙足心也。為井霊枢足下中央之脈。素問取足心者。使之跪素問陷者中。屈足捲指。宛宛中。甲乙

按衝。聚英作衝。足心脚掌中心也。肘后曰灸蹶心。當拇指大聚筋上。六七壯。名湧泉。此説恐有訛。千金。作脚心大趾下大筋。又作足心下。當拇指大筋上。外臺所引甄權。明堂並作白肉際非。

然谷霊枢一名龍淵甲乙一名然骨。類経然骨之下者也。為榮霊枢足内踝前。起大骨下。陷者中。甲乙内踝前。直下貳寸。千金

按淵。千金。作泉。說已見。素問曰。傷少陰之絡。刺足內踝之下。然骨之前。又曰。無積者。刺然骨之前。次註曰。然谷穴也。千金翼。聚英作壹寸。

太谿靈樞一名呂細類經內踝之後。跟骨之上。陷者中也。爲腧靈樞動脈。甲乙內踝後伍分類經即原也類經

按聚英曰。男子婦人病。有此脉則生。無則死。說已見。類經曰。原者。未知何據。

大鍾靈樞當踝後。繞跟。別走太陽。靈樞動脈。次註大骨上。兩筋間。聚英

按甲乙。千金。外臺。資生。等作足跟後衝中。次註。作內踝後街中。又作足跟後。聚英。呉文炳。大成。作踵

中。按衝。衝。踵。皆傳寫之誤。當作陷。入門。作大谿。下伍分。拘矣。

照海甲乙 一名陰蹻。大全 足內踝下壹寸。甲乙 容爪甲。千金 前後有筋。上有踝骨。下有軟骨。其穴居中。神應

按神應經曰。內踝下肆分。類經一云。內踝下肆分。微前高骨陷中非也。千金千金翼外臺無壹寸二字。素問云陰陽蹻四穴。王氷註之以為陰蹻照海。陽蹻申脈。

水泉甲乙 少陰郄。太谿下壹寸。在足內踝下。甲乙 微後。增註 為源。千金

按下。疑後誤。然千金千金翼外臺從之。以下諸書

皆同。故不謾改之。太谿在踝後。則其下壹寸。當内踝後。故以増註。示其意已。千金。水泉一名大敎。說見太敎。

復留（靈樞）一名伏白。一名昌陽。（甲乙）一名外命。（外臺）上内踝貳寸。動而不休。爲經。（靈樞）陥者中。（甲乙）前傍骨是。信後。傍筋是復留。二穴止隔一筋。（類經）

按留。甲乙。作溜。古字通用。千金。作伏留。無異義。動而不休。言動脈也。類經。作前傍骨是復溜。後傍筋是交信。聚英。醫統。呉文炳。金鑑。從之。是傳寫之誤。故今二穴換地矣。金鑑。筋作骨。神應經。作踝後伍分。與大谿相直。且有除踝語。然踝上。皆除踝而言。

骨度分寸。固然。

交信。足内踝上貳寸。少陰前。太陰後。筋骨間。陰蹻之郄。復溜前。三陰交後。下壹寸。增註按入門作三陰交後。非也。此穴在後下壹寸也。少陰前。言本經復溜穴。太陰後。言三陰交也。千金千金翼。外臺。聚英。醫統。共作太陰後。廉資生曰太陰後廉。前筋骨間腨。金鑑作從復溜斜外上行復溜穴之後。貳寸許。後傍筋。非也。又資生曰。按素問氣府論。陰蹻穴註云。謂交信也。在内踝上貳寸。少陰前太陰後。筋骨間。陰蹻之郄。竊意陰蹻。卽交信也。至氣穴論。陰陽蹻穴註。乃云。陰蹻。穴在内踝下。是謂照海陰蹻所生則是陰蹻乃照海非交信云云。
王氷註素問此類極多學者須知之。
築賓甲乙陰維之郄。在足内踝上腨分中。甲乙
按賓。入門作濱。腨分中。腨腹分肉之中也。金鑑曰。
俗名腿肚。聚英醫統。作内踝上伍寸。入門曰骨後
大筋上小筋下屈膝取之。是陰谷之註誤。不可從。
陰谷靈樞輔骨之後。大筋之下。小筋之上也。按之應手。
屈膝而得之。爲合。靈樞與曲泉並向膕處。增註
按此穴在曲泉後。大筋小筋之間也。按之應手。謂
動脉也。甲乙作膝下内輔骨後。次註類經聚英醫
統金鑑從之。千金。千金翼。外臺。資生。入門。發揮。寶

鑑無下字。是也輔骨吳文炳作側骨。

足陽明胃及股。凡三十穴

厲兌（靈樞）足大指[内]次指之端也。為井。（靈樞）爪甲上。與肉交者。（素問）去爪甲角如韭葉。（甲乙）外側。（衛生寶鑑）

按繆刺篇曰。足中指次指爪甲上。王太僕既辨之。大指下。内字衍。宜削。

内庭（靈樞）次指外間也。（靈樞）陷者中。（甲乙）

按次指大指次指也。入門作次指三指岐骨陷中。金鑑作次指本節前岐骨外間。非也。

陷谷（靈樞）中指内間上行貳寸陷者中也。為腧。（靈樞）足大指次指外間本節後陷者中。去内庭貳寸。（甲乙）

按明堂谷作骨。甲乙舊作大指次指間外臺從之。

共問上。脘外字今據千金。千金翼。資生。補之入門。

作骨陷中

衝陽靈樞一名會原。甲乙一名會湧。聖濟足跗上伍寸陷者中也。爲原。搖足得之。靈樞骨間動脈上。去陷谷參寸。甲乙內庭上伍寸。入門

按跗甲乙作趺。同參寸。千金方、一說。神應。類經。作貳寸。金鑑。陷谷條。作從衝陽下行貳寸。共非也。素問云。刺跗上中大脈血出不止死。張介賓曰。卽仲景所謂跗陽。說已見千金翼。脫肛篇曰。衝陽穴。恐有誤謬。載于奇穴部。

解谿靈樞上衝陽壹寸半陷者中也。爲經。靈樞腕上甲乙繫

鞋處。明堂足大指次指間。直上跗上宛宛中。類經去內庭上陸寸半。入門

按谿明堂作溪。甲乙注。並類經曰。氣穴論注。作貳寸半。今本作壹寸半。刺瘧論注。作參寸半。誤。

豐隆。靈樞去踝捌寸。別走太陰。靈樞外踝上捌寸。下廉胻外外廉陷者中。甲乙

按發揮無下廉之廉字。聚英踝作跗。非矣。

巨虛下廉。素問一名下廉。靈樞一名下巨虛。千金下上廉參寸。靈樞條口下壹寸。外臺三里下陸寸。入門舉足取穴。資生

按參寸。外臺作貳寸。非。資生引明堂曰。兩筋兩骨罅陷宛宛中。蹲地坐取之。是誤。引上廉注也。肘后

曰。上廉下一夫。不取。素問曰。巨虛者。蹻足䯒獨陷者。下廉者。陷下者也。

條口。甲乙下廉上壹寸。甲乙上廉下貳寸。外臺擧足取之。資生

三里下伍寸類經

按肘后曰。上廉下一夫。資生作廉上壹寸。廉字上脫下字。又引明堂作上廉下。上下字畫易誤。蓋傳寫之誤。

巨虛上廉素問一名上廉。靈樞一名上巨虛。千金下三里。參寸。靈樞蹻足䯒獨陷者。素問犢鼻下。䯒外廉陸寸。次註䯒骨外。大筋內。骨之間。明堂兩筋兩骨罅陷宛宛中。蹲坐取。神應

按肘后曰。三里、下一夫。不取。

三里素問一名下陵。靈樞一名鬼邪。千金膝下參寸、分間。素問下陵、膝下參寸。骭骨、外。三里也。爲合。靈樞低跗取之、同上骭、外廉。甲乙附脛骨、外邊。捻之凹凹然也。肘后兩筋肉、分間。次註大筋、内。筋骨之間陷者。宛宛中。明堂重按之、則足、跗上、動脈止矣。次註　小兒禁灸類經一説

按氣府論曰。三里以下至足、中指。各八俞。分之所在穴空。次註曰。謂三里上廉下廉。解谿。衝陽陷谷。内庭。厲兌。八穴也。鍼解篇曰所謂三里者。下膝參寸也。所謂跗之者。舉膝分易見也。新校正曰按全元起本。跗之。作低胻。太素作付之。按骨空論。跗之。

疑。跗上。刺腰痛論曰。刺陽明於䯒前。次註曰。正三
里穴也。按取此穴。上逼骨下傍筋。不附骨則無驗。
捷法甚多。不可從。肘后曰。以病人手橫掩下併四
指。名曰一夫。指至膝頭骨下。指中節是其穴。不取。
一夫說既見。只以附脛骨以下係本註聚英一說。
入門。作犢鼻下參寸非也。凡言膝上膝下。皆除膝
臏骨而言之。資生本事方。作舉足取之。發揮聚英
醫統。從之。蓋原鍼解篇類經作豎膝低跗取之原
邪氣藏府病形篇。

犢鼻素問膝下胻上。膝解大筋中。甲乙膝頭眼外側。入門形
如牛鼻。故名。類經刺犢鼻者。屈不能伸。靈樞 禁灸。入門

刺膝髕出液為跛素問

按膝下千金並翼方次註外臺作膝髕下胻上言骭骨上骨空論云骭骨空在輔骨之上端次註曰謂犢鼻也膝解舊作俠解千金次註外臺資生聚英吳文炳同傳寫之誤也聖濟明堂發揮類經作骨解胻千金資生作骭骭脚脛也外臺脚氣篇作膝蓋上外角宛宛中不是金鑑作膝蓋骨下胻骨上陷中俗名膝眼此處陷中兩旁有空膝眼非指穴名然易混屈不能伸言取此穴屈足而取之

梁丘甲乙一名跨骨大成陽明郄膝上貳寸甲乙兩筋間千金

按丘金鑑作邱千金一說作参寸大成作膝髕上

壹寸。非。

陰市甲乙一名陰鼎。甲乙膝上參寸。伏兔下。若拜而取之。甲乙陷者中。次註膝內輔骨後。大筋下。小筋上類經禁灸。甲乙雖云禁灸。家傳亦灸七壯。大成次註曰。灸三壯。

按千金。消渴篇。作當伏兔上行參寸。臨膝取之。入門。作伏兔陷中。又按素問云股骨上空在股陽出上膝肆寸。次註曰在陰市上伏兔穴下在承捷也。按今此處無穴名。蓋陰市穴也。未詳。梁丘直膝頭上。斜從分肉到橫骨傍橫文止髀關。此其流注之谿谷。可考矣。

伏兔素問一名外勾。大全一名外丘。寶鑑膝上陸寸。起肉間。

甲乙正跪坐取之。資生膝蓋上柒寸。資生一說左右各三指。
按捺上有肉起如兔狀因以此名。類經膝髀罅上陸
寸。向裏。入門 禁灸 甲乙。千金狂邪鬼語灸百壯。
按兔素問作菟。千金翼聚英吳文炳同。兔菟通吳
昆作兔。外臺起肉作起內。寫誤。蓋言柒寸者自膝
蓋上度之。

髀關甲乙膝上伏兔後交分中。甲乙跨骨橫紋中。入門 禁
灸 類經一說
按分發揮類經作文。又通類經作膝上壹尺貳寸。
拘矣。髀大全作脾。又作髃誤。

正跪坐取之。甲乙 膝蓋上柒寸。資生 左右各三指。資生一說
按捺上有肉起。如兎狀。因以此名。膝髀罅上。類經 陸
寸。向裏。入門 禁灸 甲乙○千金狂邪鬼語。灸百壯。
按兎素問作菟。千金翼聚英吳文炳同。兎菟通。吳
昆作兎。外臺起肉作起内。寫誤。蓋言柒寸者自膝
蓋上度之。
髀關 膝上伏兎後交分中。甲乙 跨骨横紋中。甲乙 入門 禁
灸 類經一說
按分發揮類經作文。又通類經作膝上壹尺貳寸。
拘矣。髀大全作脾。又作髃誤。

足少陽膽及股。凡二十八穴
竅陰靈樞足小指次指之端也。為井靈樞爪甲上。與肉交
者。素問去爪甲如韭葉。甲乙第四指外側。入門
按千金翼作去爪甲角如韭葉。
俠谿靈樞足小指次指之間也。為滎靈樞二岐骨間本節
前。陷者中。甲乙
按俠聚英。吳文炳作夾。千金無二字。金鑑作地五
會下行壹寸。拘矣。
地五會甲乙足小指次指本節後間。陷者中。甲乙灸之
令人瘦。不出三年死。甲乙禁刺入門
按資生類經。聚英。入門醫統。吳文炳大全。大成。作

去俠谿壹寸拘矣。凡取之骨節陷罅。不用折量所以古書不言分寸也。入門脫會字

臨泣靈樞上行壹寸半陷者中也。為腧靈樞小指次指本節後間陷者中去俠谿壹寸伍分。甲乙

按靈樞曰。臨泣上行言臨泣者。自俠谿上行千金。千金翼外臺作去俠谿壹寸半是也。臨泣下當脫俠谿二字此穴取岐骨際者非也。岐骨間而不逼骨。故靈樞云。壹寸半陷者中。大全一說去俠谿七分半。非。

丘墟靈樞外踝之前下。陷者中也。為原靈樞外廉踝下。如前甲乙骨縱中。聚英伸脚取之千金翼一說

按入門。丘。作坵。金鑑。作邱。如。大全。入門。作微。寶鑑同。甲乙曰。去臨泣壹寸。千金。千金翼。外臺。次註。明堂。資生。以下諸書。作參寸。此穴不可用分寸。故不取。

懸鍾（甲乙）一名絶骨。（千金）足外踝上參寸。動者脉中。足三陽絡。按之陽明脉絶。乃取之。（甲乙）骨絶頭陷中。（外臺）當骨尖前。（類經）

按者字衍。千金。並翼方。外臺。無脉字。外臺。絡上有大字。陽明。跗上脈也。踝上就骱骨而上參寸許。則有絶隴處。其骨鋒尖者。俗呼揚枝骨也。其前是。恐鍾也。千金咳嗽篇。作內踝上。上字誤也。又千金曰。脚外踝上一夫。又云。肆寸。本事方資生一說。作肆寸。肆寸則與陽輔穴。相並。不可從。外臺灸脚氣篇云。壹尺。肘后作外踝上叁寸餘。指端取踝骨上際。屈指頭肆寸。便是與下廉。頗相對。分間二穴也。千金翼云。外踝上。三指當骨上。取法以草從手指中文。横三指。令至兩畔。齊將度外踝。從下骨頭與度齊。向上。當骨點之。並非是神應經云。雖曰外踝上除踝叁寸。必以絶髓處爲穴。此說爲得。

陽輔 靈樞 一名絶骨。素問 一名分肉。類經 外踝之上。輔骨之前及絶骨之端也。爲經。靈樞 外踝上肆寸。輔骨前絶端。如前叁分。去丘墟柒寸。甲乙按氣穴論云。分肉二穴。次註曰。外踝上。絶骨之端。
參分。筋肉分間。陽維。脉氣所發。新校正曰。甲乙經。
無分肉穴。疑是陽輔。素問直解曰。臍上參寸。水分
穴也。恐非。又骨空論云。外踝上絶骨之端。灸之。次
註曰。陽輔穴也。刺瘧云。鍼絶骨。王曰。陽輔穴也。難
經云。髓會絶骨。滑壽曰。絶骨。一名陽輔。按與懸鍾
同一名。恐有差謬。去丘墟柒寸。則以踝骨爲參寸
外臺作膝蓋下。外側參寸。傍廉骨當小指兩筋間。
非也。類經。引次註。曰作如。後貳分。今本與甲乙同。
醫門摘要曰。輔骨當作骭骨。非也。千金翼諸風篇
曰。外踝上參寸。一云肆寸。又云一夫。

光明（靈樞）去踝伍寸。別走厥陰。（靈樞）外踝上。（甲乙）陷者中。（明堂）

外丘（甲乙）足少陽郄。少陽所生。在外踝上柒寸。（甲乙）骨陷中。（入門）陽交後。（增註）

按丘。金鑑作邱。甲乙。舊作内踝。寫誤。陽交。已作外踝。千金。外臺。以下諸書。作外踝。故今訂之。

陽交（甲乙）一名別陽。一名足窌。（甲乙）陽維之郄。在外踝柒寸。斜屬三陽分肉間。（甲乙）與外丘並。（入門）下廉後。外丘。前。（增註）

按陽明經。下廉。本經。外丘。太陽經。飛揚。共踝上柒寸。是三陽之分肉也。

陽陵泉（靈樞）膝外陷者中也。爲合。伸而得之。（靈樞）膝下壹

寸。骱外廉(甲乙)膝下外。尖骨前。(千金)陷中。(千翼)側骨下。宛

宛中。(外臺)外

按靈樞曰。陽之陵泉。說已見神應經。無泉字。蓋脫字也。臟腑病形篇曰。其寒熱者。取陽陵泉。刺腰痛篇云。刺少陽成骨之端。出血。成骨在膝外廉之骨獨起者。婁善全曰。按此謂陽陵泉。吳昆曰。陽關穴也。張註曰。此乃䯒骨之上端。所以成立其身。故曰成骨。甲乙。成作盛。氣穴論曰。寒熱。俞在兩骸厭中二穴。次註曰。骸厭。謂脚外俠膝之骨。厭中。王氷栝兩字為骸厭。兩字不可除。集註曰。膝解。為骸。兩骸厭中二穴。謂少陽之陽陵泉也。入門。作膝品骨下

壹寸。外廉兩骨陷中。類經。作尖骨前筋骨間。亦通。
神應經。作膝下外骨前陸分拘矢。類經。入門。聚英。
醫統。呉文炳。金鑑。大成。作蹲坐取。是原于臓腑病
形篇陽陵泉者。正竪膝予之齊取之説也。
陽關 甲乙 一名關陵。千金註 一名陽陵。聚英 一名關陽。寶鑑 陽
陵泉上參寸。犢鼻外陷者中。甲乙 外輔骨上。膝蓋傍。
筋骨間。同本 禁灸 甲乙 禁針 入門
按千金作關陽。蓋錯置。後人遂以爲一名。歟。資生。
入門。作貳寸。金鑑。作膝上貳寸。非也。素問云。寒府
在附膝外解營。類經曰。謂在膝下外輔骨解間也。
凡寒氣自下而上者。必聚於膝。是以膝臏尤寒。故

名寒府，營屈也。當足少陽經之陽關上。

中犢甲乙髀骨外。膝上伍寸。分肉間陷者中。甲乙　禁刺

灸入門

按犢千金外臺以下諸書作瀆。未知孰是。入門作

下瀆字誤。又作大骨外。聚英吳文炳並曰。少陽之

絡。別走厥陰。諸書所不言也。本經之絡。乃光明也。

恐誤。本事方曰風市是中瀆。非。詳于奇穴部。

環跳甲乙一名臏骨。大全一名分中。吳昆兩髀厭分中。素問髀

樞中。側卧伸下足屈上足取之。甲乙硯子骨下宛宛

中。神應屈上足。橫紋頭骨下容指陷中。增註

按千金作鐶銚。千金翼作環銚。髀厭猶兩骰厭中

之厥。髀樞謂髀上廉。就小腹動搖處。其下直下行當膝頭者也。氣府論有髀樞中傍。各一之文。恐陰股橫紋將盡之中。碾子骨下傍。是穴也。屈上足按之則自有陷。可容指。伸則筋骨張起。其陷卽無焉。硯子骨入門。作碾子骨。千金翼一說。無子字。大全作硯子骰。與股通。分中是分肉之分。中卽繆刺論。所謂刺樞中。厥病篇。所謂側而取之。在樞合中之中。言髀樞中。吳昆曰。分中穴名。卽環跳也。以其當身之半。故曰分中。果是異說。暫係之一名。以示學者。外臺曰環跳。風市。疑其別名。非醫門摘要曰。按此穴。肩上前後左右之中央。自兩乳引繩而取之。

妄誕。

足太陽膀胱及股凡三十六穴

至陰 靈樞 足小指之端也。為井。靈樞 爪甲上。與肉交者。素問

小指外側。去爪甲如韮葉。甲乙 爪甲角。千金 宛宛中。明堂

通谷 靈樞 本節之前。外側也。為滎。靈樞 陷者中。甲乙

按本節小指之本節也。承上文。

束骨 靈樞 本節之後。陷者中也。為腧。靈樞 足小指外側。甲乙

赤白肉際。次註

京骨 靈樞 足外側大骨之下。為原。靈樞 赤白肉際。陷者中。

按而得之。甲乙

按聚英曰。小指本節後大骨名京骨。其穴在骨下。

而赤白肉。作赤白骨。字之誤。

金門甲乙一名關梁甲乙足太陽郄。一空在足外踝下甲乙

陷中。千金外踝下壹寸。類經陽維所別屬。甲乙

按聚英作梁關。醫統。吳文炳大成同。一空骨空也。

聚英作申脉下壹寸。即外踝下壹寸伍分。近白肉

處。何有骨空。又神應經作外踝下少後。丘墟後申

脉前。可謂欠其詳。外踝下可容爪甲而定申脉。當

其下摸索骨空而得之。

申脉甲乙一名鬼路。千金一名陽蹻。大全外踝之下半寸所。

素問陽蹻所生。足外踝下陷者中。容爪甲許。甲乙 禁

灸入門

按資生。發揮。入門。吳文炳。大成。作白肉際。恐非。此

穴。外踝下伍分所容爪甲許則不至白肉際。故不取。千金曰。勞冷氣逆。腰髖冷痹屈伸難。灸陽蹻一百壯。在外踝下容爪指此穴。大全。爲一名。據此。

僕參甲乙一名安邪。甲乙跟骨下陷者中。拱足得之。足太陽脉之所行也爲經甲乙白肉際。明堂

按下醫統作上誤。爲經本輸篇及本書以崑崙爲經穴疑誤。故今削之。

崑崙靈樞外踝之後。跟骨之上。爲經。靈樞陷中。細脉動應手。甲乙外踝。從地直上參寸。兩筋骨中。千金姙婦刺之落胎。聚英

按入門作崙崑誤。大全曰。一名下崑崙。資生曰。明

堂。有上崑崙。又有下崑崙。銅人。只云崑崙。而不載下崑崙、按千金翼。明堂。有内崑崙。然則下崑崙。非一名。自是異穴也。三崑崙。詳于奇穴部。蓋其中一崑崙。即此穴。素問云。外踝、後。灸之。次註曰崑崙穴也。

跗陽（甲乙）一名附陽（大全大成）。陽蹻之郄。足外踝、上參寸。太陽、前。少陽、後。筋骨、間。（甲乙）陷者、中。（明堂）宛宛中。（資生）飛揚、下。（入門）

按跗。千金。千金翼。次註。外臺。聖濟。資生。大全。寶鑑。作付。明堂。類經。聚英。入門。金鑑。醫統。作附。呉文炳。陽。作揚。少陽。膽經也。太陽。本經也。諸書。皆無異論。

然太陽。恐少陰之誤也。大成。引聚英。作一名付陽。大全。亦同。附。付。跗。相通。非一名。暫記而不削。

飛揚 靈樞 一名厥陽。甲乙 去踝、柒寸。別走少陰。靈樞 足、外踝、上。甲乙 陷者中。明堂 骨後。入門

按靈樞。揚。作陽。聖濟。發揮。類經。金鑑。同。資生。大全。作玖寸。非。刺腰痛篇曰。刺飛揚之脉。在内踝上伍寸。少陰之前。與陰經之會。似指此穴。靈樞。甲乙。並云。飛揚。足太陽之絡。別走少陰。然内踝上伍寸。則蠡溝穴也。按内。當作外。伍。當作柒。暫記。俟智者。刺腰痛篇。新校正。有伍寸作貳寸。爲復溜穴之說。其文繁。故不記于此。

承山靈樞一名魚腹。一名肉柱。甲乙一名傷山。千金腨下去地壹尺所。素問兌腨腸下分肉間陷者中。甲乙

按傷山。寶鑑。大成。作腸山。果是也。腨。外臺。作踹非也。資生。聚英。一云腿肚下。類經。作腿肚下尖。入門作拱足去地壹尺取之。

承筋甲乙一名腨腸。一名直腸。甲乙腨下陷脉。素問腨腸中央。陷者中。甲乙禁刺。甲乙

按腨。外臺。作踹非。千金曰。脛後。從脚跟上柒寸。類經。聚英。入門。大全。金鑑。從之。柒寸二字。誤。次註作腨中央如外。如外二字。亦誤。外臺。引救急方。云以繩從脚心下度至脚踵。便截斷度。則廻此度從脚

跟縱量向上盡度頭。當腨下際。宛宛中。是穴。千金霍亂篇註。又有取繩度之之法。恐致差謬。並不取。

合陽 甲乙 膝約文中央下貳寸。甲乙

按千金。發揮。聚英。大成。金鑑。作參寸。入門。大全。寶鑑。一説。作壹寸。並非也。

委中 素問 一名郄中。素問 委中央。靈樞 一名血郄。類經 一名腿凹 金鑑 膕中央。爲合委而取之。靈樞 約紋中。動脈。甲乙 曲脚之中。背面取之。又云。膝後屈處。次註 兩筋間。神應 陷中。類經 令人面挺腹地而取之。資生 一云。禁灸。發揮

按委屈也。緩緩屈膝而取之。病形篇曰。屈而取之。卽是也。素問曰。刺解脈。在郄中結絡如黍米。刺之

血射以黑見赤血而已。次註曰，郄中則委中穴。靈樞曰，膀胱合入於委中央。又曰，若脉陷取委中央。併入一名。資生引甄權曰，曲䠓內。

委陽（素問）三焦下輸在足於太陽之前，少陽之後，出於膕中外廉，名曰委陽，是太陽絡也，手少陽經也。三焦者，足少陽太陰之所將，太陽之別也。上踝伍寸，別入貫腨腸，出於委陽，並太陽之正，入絡膀胱，約下焦。（靈樞）屈伸而索之。（同上）膝腕橫紋尖。（入門）

按四時氣篇云，邪在三焦約，取之太陽大絡。甲乙索作取。足太陽之陽，舊作指，今據甲乙及諸書訂之前。千金翼、資生作後，而無少陽之後四字，蓋脫文也。甲乙。外廉下有兩筋間。扶承下陸寸。此足太陽之別絡也。屈身而取之之文扶承是承扶之穴千金。資生。聖濟等。並作扶承。詳于承扶下扶承下陸寸。千金。外臺。資生。聖濟等皆從之。然承扶下陸寸者。殷門穴也。殷門註曰。肉郄下陸寸。肉郄。承扶。一名也。因知承扶下陸寸五字。殷門之註。誤寫于茲也。否則扶承二字。殷門之訛。故不取也。屈身是屈伸之訛。外臺。入門。同資生。類經。呉文炳。寶鑑。醫統。金鑑。既作屈伸是也。委陽實在委中之外。兩筋間。不問分寸自明。委屈也。委陽名義。固然。故扶承下陸寸五字。爲衍文。次註曰。去臀下横文陸寸。亦承甲乙謬。醫學綱目曰。詳銅人云。委陽在承扶下陸寸。以今經文考之。當壹尺陸寸。蓋銅人說始于甲乙。甲乙之說。乃脫簡而脫去壹尺二字也。今按其取穴是雖然甲乙等。必取近穴以註釋。故言膕外廉。豈歷殷門浮郄而取諸承扶乎。未見經註用尺餘。聚英陸寸作貳寸陸分。醫統吳文炳作壹寸陸分。不可解矣。入門作委中外貳寸。鑿矣。諸家於經註讀承扶下陸寸字。而不讀膕中外廉字。此何心哉。註證發微。削膕中外廉字。其疎謬最甚。次註謂浮郄穴上側也者。亦誤矣。

浮郄甲乙委陽上壹寸。屈膝得之。甲乙膕外廉橫紋上。壹

寸。增註

按後人不知甲乙委陽，註有行文。於承扶下伍寸。取此穴者，妄也。甲乙爲屈膝得之，可以證也。千金。千金翼作展足。外臺。資生。發揮。聚英。寶鑑。作展膝。非。

殷門甲乙肉郄，下陸寸甲乙膝後膕上兩筋之間。去臀下横文，陸寸。次註　禁灸入門

按肉郄者。承扶，一名大成。作浮郄，下參寸。非也。

承扶甲乙一名肉郄。一名陰關。一名皮部。甲乙尻臀，下股陰膧上約文，中。甲乙　禁灸入門

按千金。千金翼。明堂。資生。大全。入門。作扶承。承扶。

扶承。混稱通用。千金。千金翼。作股陰下文中註曰。一云。尻臀下陷文中外臺。作股陰上衝紋中一云。股陰下衝紋中明堂。作尻臀下衝文中聚英。作股陰上衝文中入門。作橫紋中資生。腫。作衝按腫恐衍。衡。集韻。與橫通。衝說文。通道也。其義似通。然未見指約紋而為衝紋者衝。疑衝誤。

水户醫官介川知明　龍

門人　水户　猿田敬　子敬　同校

水户　本間德　有隣

江户　山形豹　公班

經穴彙解卷之五

經穴彙解卷之六目次

手少陽三焦經左右凡四十四穴

足少陽膽經左右凡八十六穴

足厥陰肝經左右凡二十八穴

督脉凡二十八穴

任脉凡二十四穴

右單穴五十二雙穴六百八

經穴彙解卷之六

水戸侍醫　南陽　原昌克子柔　編輯

經脉流注第十

素問云。夫人之常數。太陽常多血少氣。少陽常少血多氣。陽明常多氣少血。少陰常少血多氣。厥陰常多血少氣。太陰常多氣少血。此天之（天恐人字）常數。（新校正云。甲乙經。十二經水篇。血氣多少。與素問不同。大陽多血多氣。大陰多血少氣。）足太陽與少陰為表裏。少陽與厥陰為表裏。陽明與太陰為表裏。是為足陰陽也。手太陽與少陰為表裏。少陽與心主為表裏。陽明與太陰為表裏。是為手之陰陽也。

難經云。經脉者。行血氣。通陰陽。以榮於身者也。其始

從中焦注手太陰陽明陽明注足陽明太陰太陰注
手少陰太陽太陽注足太陽少陰少陰注手心主少
陽少陽注足少陽厥陰厥陰復還注手太陰
醫種子曰足三陰經胸腹無脉銅人圖強爲陰經者
非也然人手之陰經自腋而出足之陰經自髀而入
入者入於腹内故能屬臟絡府上膈挾咽連舌入腦
非在皮膚肌肉之外者也註圖者惑於甲乙強膺俞
胸俞衝脉之穴以爲屬足三陰經脉氣所發十四經
發揮尤爲謬甚眞千古之長夜矣偏攷陰陽離合氣
府氣穴經脈經別等篇深知所列之穴的非陰經故
表而出之

手太陰肺經 左右凡二十二穴

經脉篇云。肺手太陰之脉。起於中焦。下絡大腸。還循胃口。上膈屬肺。從肺系橫出腋下。（雲門 中府）下循臑内。（天府 俠白）行少陰心主之前。下肘中。（尺澤）循臂内上骨下廉。（孔最）入寸口。（經渠 大淵）上魚。循魚際。（即魚際）出大指之端。（少商）其支者從腕後。（列缺）直出次指内廉。出其端。

又云。手太陰之別。名曰列缺。起於腕上分間。並太陰之經。直入掌中。散入於魚際。○取之去腕半寸。（馬蒔曰。半寸。當作寸半。）別走陽明。

經別篇云。手太陰之正。別入淵腋少陰之前。入走肺。散之大腸。上出缺盆。循喉嚨。復合陽明。

繆刺論云。邪客於手足少陰太陰足陽明之絡。此五絡皆會於耳中。上絡左角

邪客篇云。手太陰之脉。出於大指之端。内屈循白肉際。至本節之後太淵。留以澹。外屈上於本節之下。内屈與陰諸絡會於魚際。數脉並注。其氣滑利。伏行壅骨之下。外屈出於寸口而行。上至於肘内廉。入於大筋之下。内屈上行臑陰。入腋下。内屈走肺。此順行逆數之屈折也。

經筋篇云。手太陰之筋。起於大指之上。循指上行。結於魚後。行寸口外側。上循臂。結肘中。上臑内廉。入腋下。出缺盆。結肩前髃。上結缺盆。下結胸裏。散貫賁。合

貫下抵季脇

中府(手太陰之會。○氣穴論。新校正曰。手足太陰之會。類經同。)雲門(手太陰脈氣所發。)天府(同上)俠白(手太陰之別。)尺澤(手太陰所入也。)孔最(手太陰之郄。)列缺(別走陽明。)經渠(手太陰之所行。)大淵(手太陰脈之所注。)魚際(手太陰脈之所溜。○聖濟曰。所流。)少商(手太陰脈之所出。)

按千金。有臑會。(大腸經)註曰。銅人經。屬三焦。外臺。無中府雲門二穴。(入脾經。)程衍道曰。論行不論經也。腧穴折衷曰。諸家皆以為本經之穴始於中府。標幽賦。蠡海集。錦囊秘録。並曰本經之穴。始於雲門。今考其經行之勢。則以雲門為始者是也。

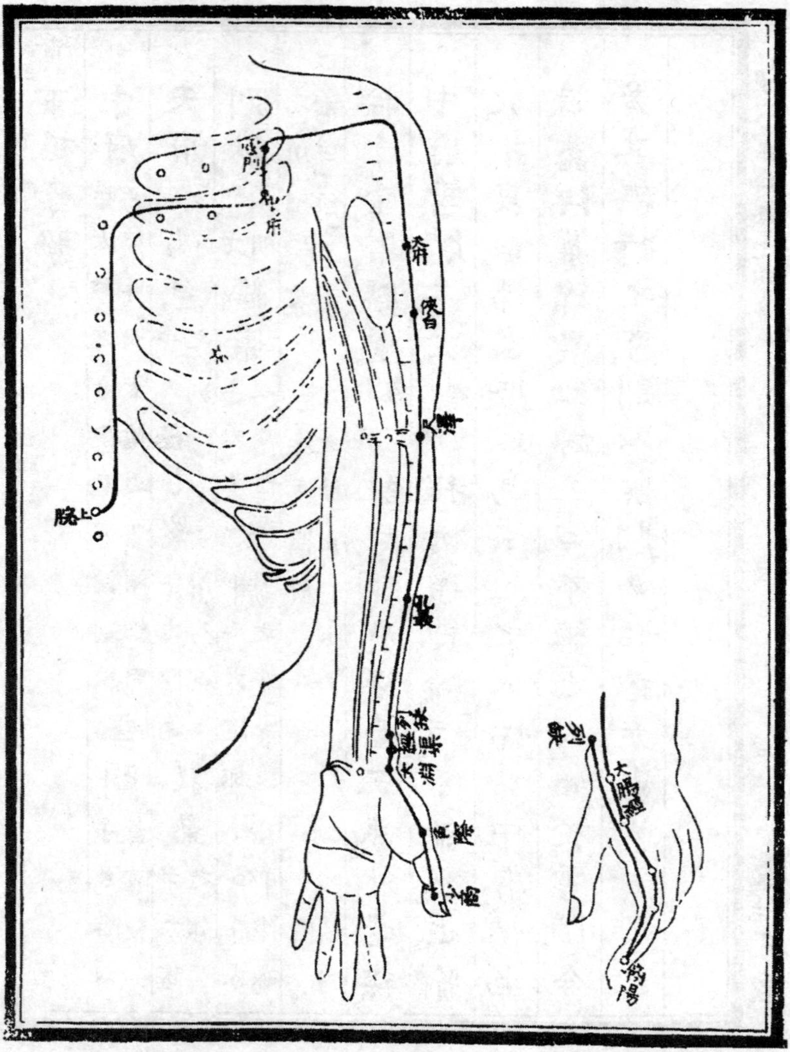

手陽明大腸經 左右凡四十二穴

經脉篇云。大腸手陽明之脉起於大指次指之端（商陽）循指上廉（二間 三間）出合谷兩骨之間（合谷）上入兩骨之中（陽谿）循臂上廉（偏歷 溫溜 下廉 上廉 三里）入肘外廉。（曲池）上臑外前廉（肘髎 五里 臂臑 臑會）上肩出髃骨之前廉（肩髃）上出於柱骨之會上（巨骨 秉風）下入缺盆（天鼎）絡肺下膈屬大腸。其支者從缺盆上頸（扶突）貫頰入下齒中還出挾口（地倉）交人中左之右右之左（禾髎）上挾鼻孔（迎香）

又云。手陽明之別名曰偏歷。去腕參寸。別入太陰其別者上循臂乘肩髃上曲頰偏齒其別者入耳合於宗脉氣府論云、手陽明脉氣所發者二十二穴。鼻空外廉項上各二。次註、謂迎香扶突二穴也。大迎骨空各一。大迎穴名也。柱骨之會各一。謂天鼎二穴也。髃骨之會各一。謂肩髃二穴也。肘以下至手大指次指各六俞。謂三里陽谿合谷三間二間商陽六穴也。

經別篇云。手陽明之正、從手循膺乳、別於肩髃。入柱骨下走大腸。屬於肺上循喉嚨出缺盆。合於陽明也

經筋篇云。手陽明之筋起於大指次指之端、結於腕上循臂上結於肘外上臑結於髃。其支者繞肩胛挾脊。直者從肩髃上頸。其支者上頰結於頄。直者上出手太陽之前上左角絡頭下右頷。

商陽手陽明脉之所出 二間所溜○寳鑑作所流非 三間所注 合谷所過

陽谿所行偏歷別走太陰温溜郄下廉上廉。抵陽之會外臺作
陽明之會三里曲池所入肘髎五里臂臑陽明絡之會。
聚英作手足大陽陽維之會臑會絡。氣府論云。手少陽之會。次註曰。手陽明少陽二絡氣
之會。聚英曰。陽維會。肩髃蹻脈之會。聚英曰。足少陽陽蹻之會。巨骨同上天鼎
所發扶突同上禾髎同上迎香手足陽明之會。氣府論曰。手陽明脈氣所發。次註
曰。謂迎香扶突
按千金無臑會。入肺經發揮同。入三焦經外臺曰兩傍四
十二穴並下三單穴共四十五穴。無迎香。入胃經有
肩髎。三焦兌端。齗交。水溝。共督脈甲乙經曰。兌端手陽
明脈氣之所發。

叢桂亭藏

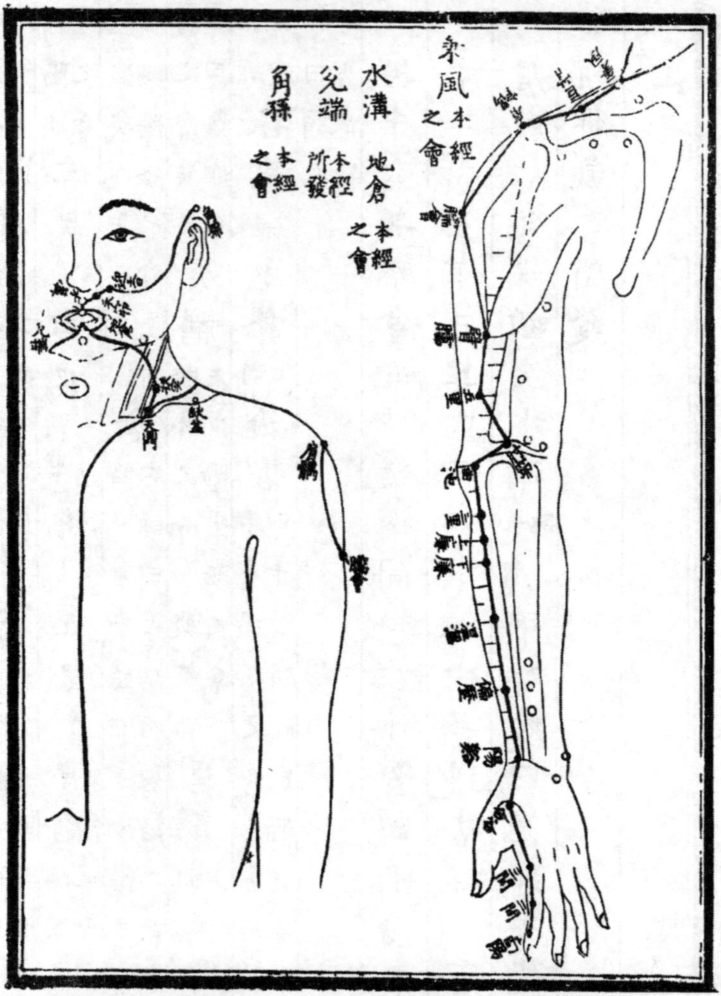
秉風 本經之會
水溝 地倉 本經之會
兌端 本經所發
角孫 本經之會

足陽明胃經 左右凡九十二穴

經脉篇云。胃足陽明之脉。起於鼻之交頞中。旁迎香納太陽之脉睛明下循鼻外承泣。四白。巨窌。入上齒中。還出挾口地倉環脣下交承漿。却循頤後下廉。出大迎。循頰車上耳前下關過客主人。循髮際懸釐。懸顱。頷厭。頭維。至額顱神庭其支者。從大迎前下人迎。循喉嚨水突氣舍入缺盆。下膈屬胃上中脘絡脾。其直者。從缺盆下乳內廉氣戶。庫房。屋翳。膺窓。乳中。乳根下不容。承滿。梁門關門。太乙。滑肉門挾臍天樞。外陵。大巨。水道。歸來。入氣街中氣衝其支者。起於胃口。下循腹裏。下至氣街中而合。以下髀關。抵伏兎。下膝臏中。陰市。梁丘。犢鼻。下循脛外廉三里。上巨虛。條口。下巨虛。下足跗解谿。衝陽。入中指內間陷谷。內庭。厲兌。其支者下廉三寸而別（豐隆）下入中指外間，其支者別跗上入大指間出其端。

又云：足陽明之別，名曰豐隆，去踝八寸，別走太陰；其別者，循脛骨外廉，上絡頭項，合諸經之氣，下絡喉嚨。

氣府論云。足陽明脈氣所發者六十八穴。額顱髮際傍各三。（次註，謂懸顱、陽白、頭維，左右共六穴也）面鼽骨空各一。（謂四白穴也）大迎骨空各一。（大迎穴名也）人迎各一。（人迎穴名也）缺盆外骨空各一。（謂天髎一穴也）膺中骨間各一。（謂膺窗等六穴也。氣戶、庫房、屋翳、乳中、乳根）俠鳩尾之外，當乳下三寸，俠胃脘各五。（謂不容、承滿、梁門、關門、太一五穴也）俠臍廣三寸各三。（謂滑肉門、天樞、外陵也）下臍二寸俠之各三。（謂大巨、水道、歸來也）氣街動脈各一。（氣街穴名也）伏兔上各

一。謂髀關二穴也三里以下至足中指各八俞分之所在六空。謂三里上廉下廉解谿衝陽陷谷内庭厲兌八穴也

經別篇云足陽明之正上至髀入於腹裏屬胃散之脾上通於心上循咽出於口上頞䪼還繫目系合於陽明。

經筋篇云足陽明之筋起於中三指結於跗上邪外上加於輔骨上結於膝外廉直上結於髀樞上循脇屬脊其直者上循骭結於尻其支者結於外輔骨合少陽其直者上循伏兔上結於髀聚於陰器上腹而布至缺盆而結上頸上挾口合於頄下結於鼻上合於太陽太陽爲目上綱陽明爲目下綱其支者從頰

結於目前。

動輸篇云。足之陽明。何因而動。岐伯曰。胃氣上注於肺。其悍氣上衝頭者。循咽上走空竅。循眼系入絡腦出顑。下客主人。循牙車。合陽明。並下人迎。此胃氣別走於陽明者也。

平人氣象論云。胃之大絡。名曰虛里。貫鬲絡肺。出左乳下。其動應衣。脈宗氣也。

承泣 陽蹻。任脈。足陽明之會。 四白 所發 巨髎 蹻脈之會 地倉 蹻脈。手足陽明之會。○蹻聚英。作任。 大迎 足太陽脈氣。所發。○太陽。外臺。作陽明。 頰車 所發 上關 手少陽。足陽明之會。○次註曰。手足少陽。足陽明。三脈之會。 下關 足陽明。少陽之會。○氣府論云。足少陽。脈氣所發。 頭維 足少陽。陽維之會。○聚英。陽維。作陽明 人迎 所發○聚类曰。足少陽之會。水突所發氣舍同上缺盆氣府論云。足少陽脈氣所發。○次註曰。足陽明脈氣所發。○新校正曰。骨空註。作手陽明。氣户所發。○以下直行。庫房同上

屋翳外臺曰。足陽明脈氣所發。膺窗次註曰。足陽明脈氣所發。乳中同上乳根

不容　承滿　梁門　關門　太乙　滑肉門

天樞　外陵　大巨　水道　歸來　氣衝乳根

以下十三穴。足陽明脈氣所發。歸來一穴。甲乙無說。次註曰。足陽明脈氣所發。髀關氣府論云。

足陽明脈氣所發。伏兔上各一。次註曰。髀關二穴也。○以下文。伏兔所發陰市同上梁

丘郄犢鼻所發三里所入。○氣府論云。足陽明脈氣所發。上廉與大腸合。條

口所發下廉與小腸合。豐隆別走太陰。解谿所行衝陽所過陷谷所注

内庭所溜。○寳鑑曰。所流。厲兌所出

按中指外間。岡本曰。足中指者。大指之次指。不與

手中指同馬按手足五指。以在其中曰中指足而以大指次指為中指者可疑。入中指外間之中指。蓋誤字何則本輸篇云厲兌者足太指次指之端也。內庭次指外間也。以次指言之未嘗言之中指。至陷谷乃曰中指內間。上行貳寸。夫陷谷在第三指內間若此中指為大指次指則與厥陰經行間。同處也。凡曰中指者手足共以第三指為中指也。又類經曰。大指次指謂大指之次指。卽食指也。足亦同古人不必以大指次指為中指中指當作次指。

按頰車。大迎。缺盆。氣衝四穴。經脉篇。膽經條。明說足少陽之會。馬甲乙等。不記者遺脫也。外臺曰。兩傍九十三穴。去下承漿一單穴。共九十二穴。無頭維入膽經。缺盆入三焦經。有迎香大腸耳門三焦承漿任脉大全有膝眼四穴。載奇穴部。發揮以下諸書。無上關入膽經

頷厭　懸顱　懸釐　水溝

睛明　迎香　承漿

神庭 本經之會

上脘 本經之會　下脘 本經所生

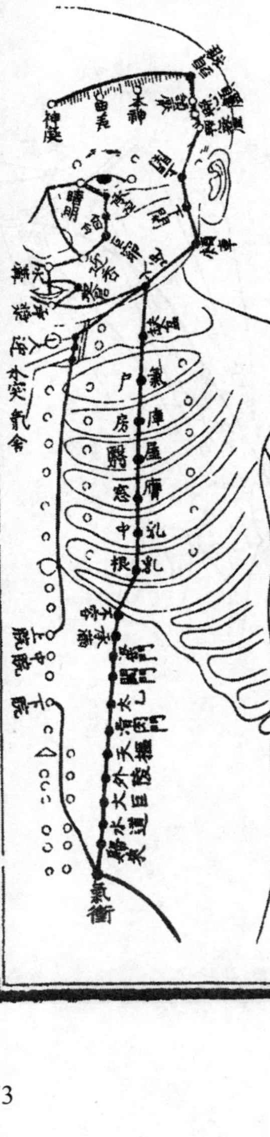

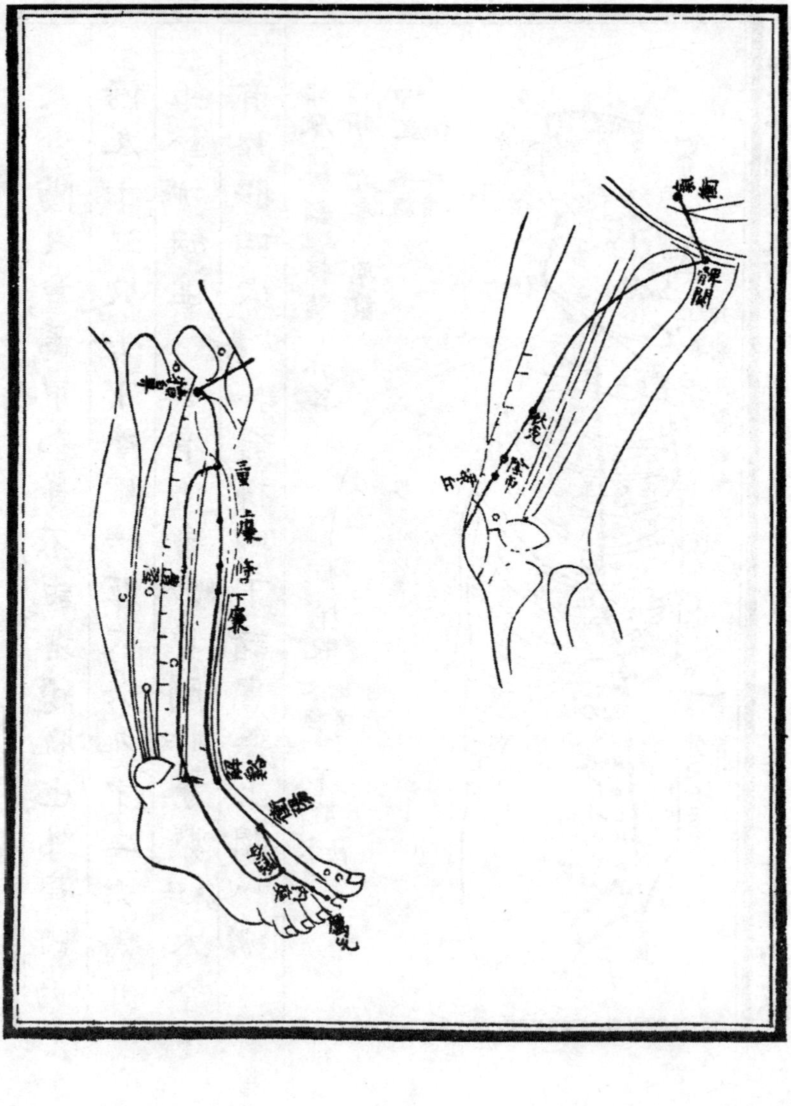

足太陰脾經左右凡四十二穴

經脈篇云。脾足太陰之脈起於大指之端(隱白)循指內側白肉際(大都)過核骨後(太白公孫)上內踝前廉(商丘)上腨內(三陰交)循脛骨後(漏谷)交出厥陰之前(地機陰陵泉)上膝股內前廉(血海箕門)入腹(衝門府舍腹結大橫)屬脾絡胃(腹哀日月期門大包)上膈(食竇天谿胸鄉周榮中府)挾咽連舌本散舌下其支者復從胃別上膈注心中。

又云。足太陰之別名曰公孫去本節之後壹寸。別走陽明其支者入絡腸胃

經別篇云。足太陰之正上至髀合於陽明與別俱行。上結於咽貫舌中此為三合也。

經筋篇云足太陰之筋起於大指之端內側上結於內踝其直者絡於膝內輔骨上循陰股結於髀聚於陰器上腹結於臍循腹裏結於肋散於胸中其內者著於脊

隱白足太陰脈之所發 大都所溜○寶鑑作流 大白所注 公孫別走陽明 商丘所行 三陰交足太陰厥陰少陰之會 漏谷絡 地機郄 陰陵泉所入 血海所發 箕門太陰內市○太陰脈氣所發 衝門足太陰厥陰之會○外臺厥陰作陰維 府舍足太陰陰維厥陰之會此脈上下入腹絡胸結心肺從胃上至肩此太陰郄三陰陽明支別○外臺無厥陰二字此脈以下二十六字○資生作此三脈上下三入腹又比作此○聚英作入腹絡肝肺結心肺 腹結 大橫太陰陰維之會 腹哀同上 食竇所發○次註曰手太陰脈氣所發 天谿所發 胸鄉同上 周榮同上 大包

脾之大絡。布胸脇中。出九肋間。及季脇端。別絡諸陰者。○外臺。無別絡諸陰者五字。○纂英。作總統陰陽諸絡。由脾灌溉五臟。

按外臺無大包。入膽經。

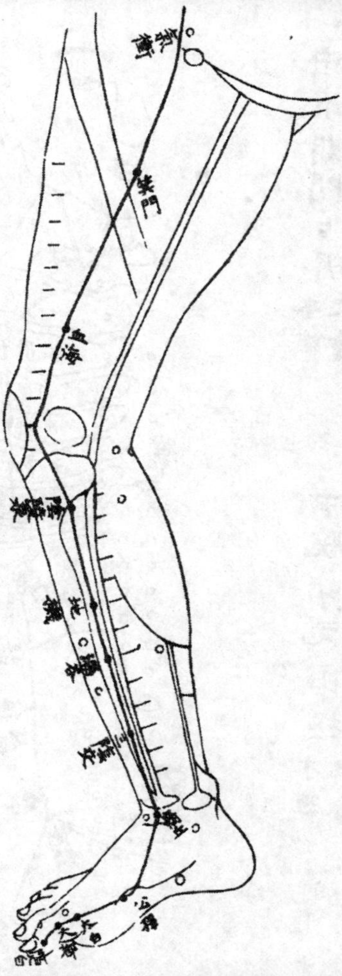

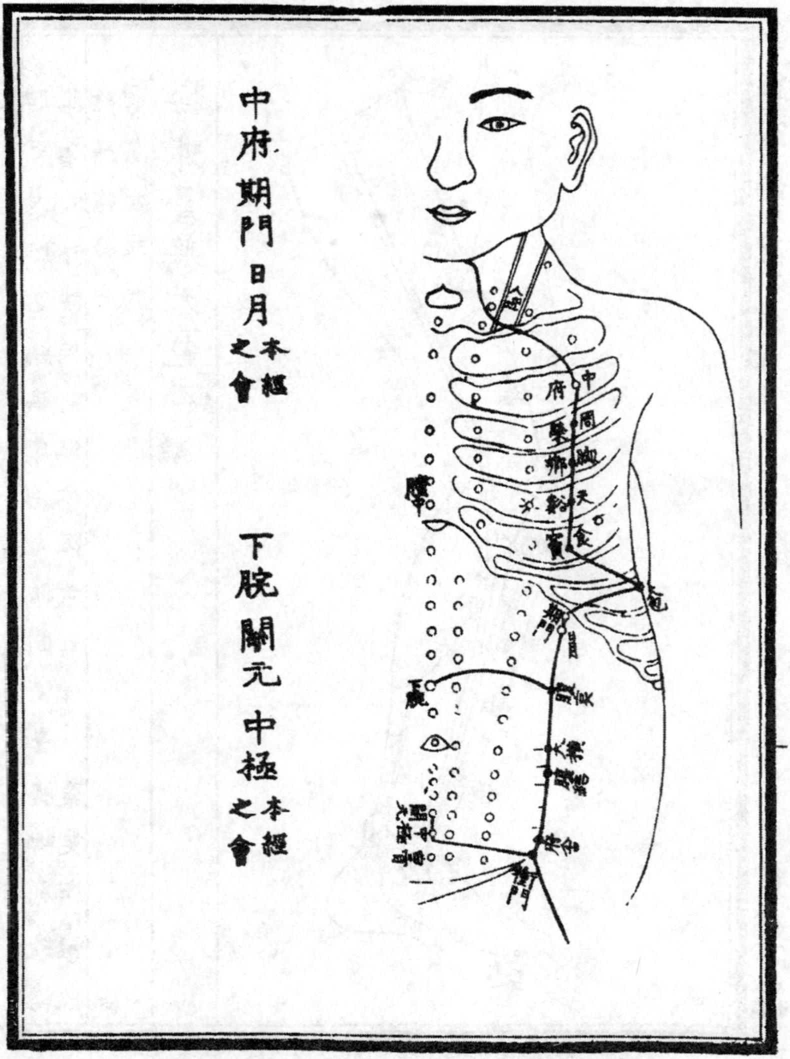
中府期門日月本經之會
下脘關元中極本經之會
中府
膻中
期門
下脘
衝門

手少陰心經　左右凡十八穴

經脉篇云。心手少陰之脉。起於心中。出屬心系。下膈。絡小腸。其支者。從心系上挾咽。繫目系。其直者。復從心系。却上肺。下出腋下。極泉 下循臑内。後廉。青靈 行太陰心主之後。下肘内。少海 循臂内。後廉。抵掌後。鋭骨之端。靈道。通里。陰郄。神門。入掌内後廉。少府 循小指之内。出其端。少衝

又云。手少陰之別。名曰通里。去腕壹寸半。別而上行。循經入於心中。繫舌本。屬目系。其實則支膈。虛則不能言。取之掌後壹寸。別走太陽也。

經別篇云。手少陰之正。別入淵腋兩筋之間。屬於心。上走喉嚨。出於面。合目内眥。此爲四合也。

經筋篇云手少陰之筋起於小指之内側結於銳骨上結肘內廉上入腋交太陰挾乳裏結於胸中循臂下繫於臍。

氣府論云手少陰各一。（次註。謂手少陰郄穴也。）陰陽蹻各一。（陰蹻一。謂交信穴也。陽蹻一。謂跗陽穴也。）

邪客篇云黃帝曰少陰獨無腧者不病乎岐伯曰其外經病而藏不病故獨取其經於掌後銳骨之端其餘脉出入屈折其行之徐疾皆如手少陰心主之脉行也。（少陰。銅人作厥陰。）

極泉（手少陰。脉氣所發。以下直者）青靈　少海（所入）靈道（甲乙或云。手少陰脉之所行也。爲經。）通里（小陰經別走太陽。）少陰郄　神門（所注）少府

所溜少衝所出
按古書無靑靈穴左右一十六穴也本輸篇曰心
出於中衝手少陰也是手厥陰而言少陰說見于
第四卷中

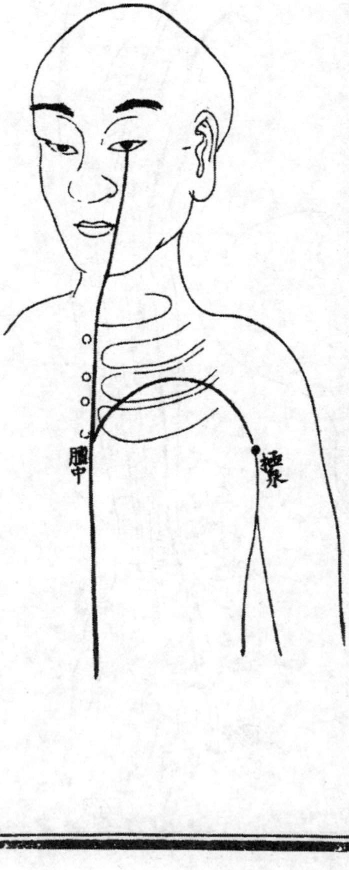

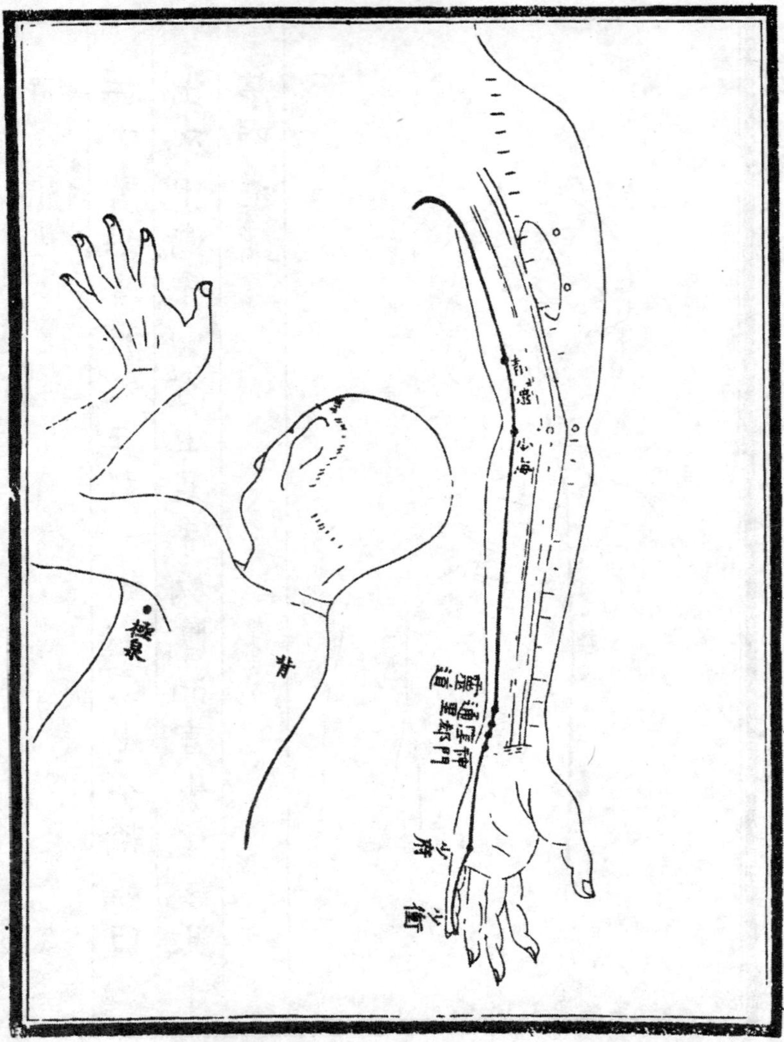

極泉
背
青靈
少海
靈道
通里
陰郄
神門
少府
少衝

手太陽小腸經 左右凡三十六穴

經脈篇云。小腸手太陽之脈。起於小指之端。（少澤）循手外側。（前谷 後谿）上腕。（腕骨 陽谷）出踝中。（養老）直上循臂骨下廉。（支正）出肘內側兩筋之間。（小海）上循臑外後廉。出肩解。（肩貞）繞肩胛。（臑俞。天宗。秉風。曲垣。肩外。肩中。大椎。大杼）交肩上。入缺盆。絡心循咽。下膈抵胃屬小腸。其支者。從缺盆循頸。（天窗）上頰。（顴窌）至目銳眥。（瞳子窌）卻（和窌）入耳中。（聽宮）其支者。別頰上䪼抵鼻。至目內眥。（睛明）斜絡於顴。

又云手之太陽之別。名曰支正。上腕伍寸。內注少陰。其別者。上走肘。絡肩髃。

氣府論云手太陽脈氣所發者。三十六穴。目內眥各一。次註謂睛明二穴也。目外各一。謂瞳子髎二穴也。鼽骨下各一。謂顴髎二穴也。耳郭上各一。謂角孫二穴也。耳中各一。謂聽宮二穴也。巨骨穴各一。巨骨穴名也。曲掖上骨空各一。謂臑俞二穴也。柱骨上陷者各一。謂肩井二穴也。天窓上四寸各一。謂天窓。竅陰四穴也。肩解各一。謂秉風二穴也。肩解下三寸各一。謂天宗二穴也。肘以下至手小指本各六俞。謂小海。陽谷。腕骨。後谿。前谷。少澤。六穴也。

經別篇云。手太陽之正。指地。別於肩解。入腋走心。繫小腸也。

經筋篇云。手太陽之筋。起於小指之上。結於腕上。循臂內廉。結於肘內鋭骨之後。彈之應小指之上。入結於腋下。其支者後走腋後廉。上繞肩胛。循頸出走太陽之前。結於耳後完骨。其支者入月中。直者出耳上下。結於頷上屬目外眥。

少澤（手太陽脈之所出）前谷（所溜）後谿（所注）腕骨（所過）陽谷（所行）養老（郄）支正（絡。別走少陰）小海（所入）肩貞（氣府論云。手少陽脈氣所發。甲乙。次註。作手太陽）臑俞（太陽陽維蹻脈之會。○外臺。作手足太陽。聚英。作陽蹻。）天宗（所發）秉風（手陽明太陽。手足少陽之會。）曲垣　肩外俞　肩中俞　天窓（所發）顴髎（手少陽太陽之會。）聽宮（手足少陽。手太陽之會。）

按外臺二十六穴。無肩貞。曲垣。肩外。肩中。顴髎。聽宮六穴。（共入三焦經。）而有睛明。（膀胱）發揮。有天容。（膀經）諸書從之。非也。銅人圖曰。天容。十四經。爲手太陽經。甲乙經。否。手少陽脈氣所發。靈樞二篇二條。倶爲足

少陽五篇曰。足少陽根于竅陰入于天容。故知甲乙經手字當是足字誤也。是以予所圖。天容爲膽經求不從後人之誤。此說爲得

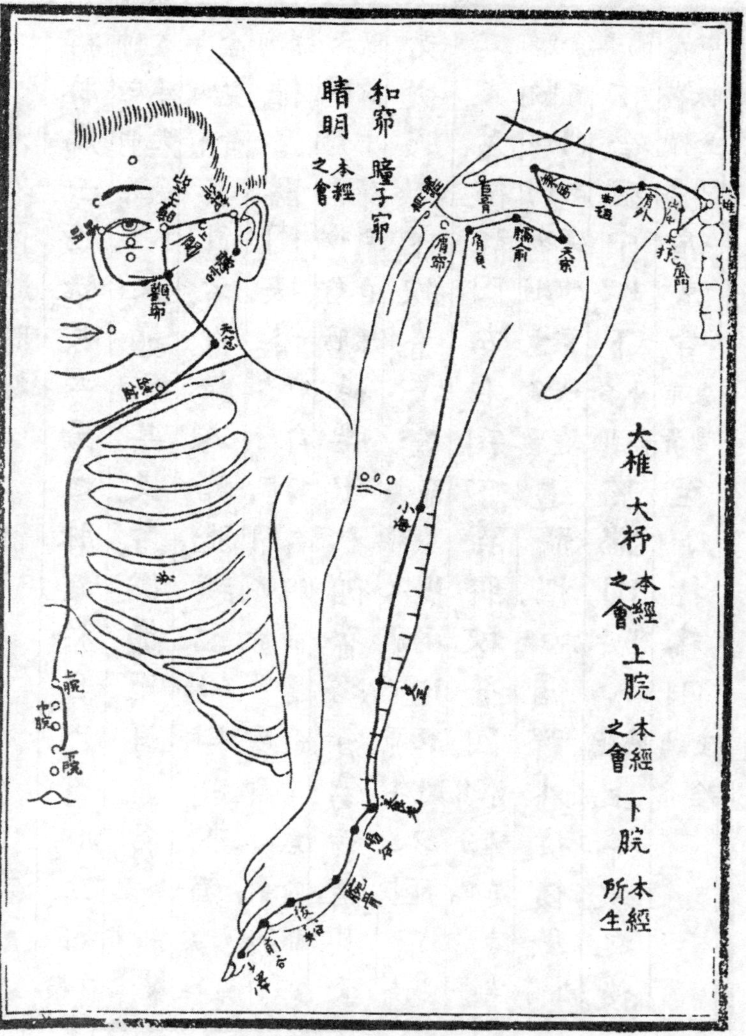
和窌 瞳子窌
睛明 本經之會
大椎 大杼 本經之會
上脘 本經之會
下脘 本經所生
天窓
缺盆
天宗
臑俞
肩貞
小海
上脘
中脘
下脘

足太陽膀胱經 左右凡百二十六穴

經脉篇云：膀胱足太陽之脉，起於目内眥，睛明 上額，攢竹 神庭 曲差 五處 承光 通天 交巔。百會 其支者，從巔至耳上角，天衝 率谷 曲鬢 浮白 竅陰 完骨 其直者，從巔入絡腦，還出，絡却 玉枕 別下項，天柱 大椎 陶道 循肩髆内，挾脊，大杼 風門 肺俞 厥陰俞 心俞 膈俞 肝俞 膽俞 脾俞 胃俞 三焦俞 腎俞 大腸俞 小腸俞 膀胱俞 中膂俞 白環 抵腰中，入循膂，絡腎，屬膀胱。其支者，從腰中下挾脊，貫臀，上窌 次窌 中窌 下窌 會陽 承扶 殷門 入膕中。委中 其支者，從髆内左右別下，貫胛，挾脊内，附分 魄户 膏肓 神道 譩譆 膈關 魂門 陽綱 意舍 胃倉 肓門 志室 胞肓 秩邊 過髀樞，環跳 循髀外，從後廉，浮郄 委陽 下合膕中，委中 以下，合陽 貫踹内，承筋 承山 飛陽 跗陽 出外踝之後，崑崙 僕參 申脉 金門 循京骨，京骨 至小指外側。束骨 通谷 至陰又云。足太陽之別，名曰飛陽。去踝柒寸。別走少陰。經別篇云。足太陽之正。別入於膕中。其一道下尻伍寸別入於肛。屬於膀胱。散之腎。循膂當心入散。直者從膂上出於項。復屬於太陽。此為一經也。

氣府論云足太陽脈氣所發者七十八穴。兩眉頭各一。（次註謂攢竹穴也。）入髮至項三寸半。傍五。相去三寸。（謂大杼風門各二穴也。○新校正。後人誤認將頂為項。）其浮氣在皮中者。凡五行。行五。五五二十五。（中行則顖會。前頂。百會。後項。強間。五。督脈氣也。次挾傍兩行則五處。承光。通天。絡却。王枕。各五。本經氣也。又次傍兩行。則臨泣。目窗。正營。承靈。腦空。各五。足少陽氣也。）項中大筋兩傍各一。（謂天柱二穴也。）風府兩傍各一。（謂風池二穴也。）挾背以下至尻尾二十一節。十五間各一。（今中誥孔穴圖經所存者。十二穴。）

左右共二十六。謂附分。魄戶。神堂。譩譆。膈關。魂門。陽綱。意舍。胃倉。肓門。志室。胞肓。秩邊。十三穴也。五臟之俞各五。六府之俞各六。肺俞。心俞。肝俞。脾俞。腎俞。膽俞。大腸俞。胃俞。三焦俞。小腸俞。膀胱俞。委中以下。至足小指。傍各六俞。謂委中。崑崙。京骨。束骨。通谷。至陰。六穴也。

經筋篇云。足太陽之筋。起於足小指。上結於踝。邪上結於膝。其下循足外踝。結於踵。上循跟。結於膕。其別者結於踹外。上膕中內廉。與膕中并上。結於臀。上挾脊。上項。其支者別入結於舌本。其直者結於枕骨。上頭。下顏。結於鼻。其支者為目上綱。下結於頄。其支者從腋後外廉。結於肩髃。其支者入腋下。上出缺盆。上結於完骨。其支者出缺盆。邪上出於頄。

睛明手足太陽足陽明之會○外臺作手足太陽陽明。次註加陰蹻陽蹻五脉之會攢竹
足太陽脉氣所發。曲差五處承光通天絡却
玉枕天柱以上七穴與攢竹同。大杼手足太陽之會○次註曰。督脉別絡手足
太陽三脉之會。外臺作足太陽手少陽之會。聚英作手足太陽少陽之會。風門督脉足太陽之
會肺俞五藏之俞○次註曰。並足太陽脉之會。厥陰俞心俞膈
俞肝俞膽俞所發脾俞胃俞三焦俞所發腎
俞大腸俞小腸俞膀胱俞中膂俞白
環俞所發上髎足太陽少陽之絡。次髎中髎次註曰。足厥陰。支別者與
太陰少陽結於腰髁下挾脊第三第四骨空中。其穴即中髎。下髎。○發揮曰。足少陰少陽所結之會
也。聚英。少陰作厥陰。下髎次註曰。足太陰之絡從髀合陽明上貫尻骨中。與厥陰少陽結於下
髎。新校正曰。詳王註曰。足太陰之絡。按甲乙經。乃太陰之正、非絡也。王氏謂之絡者。未詳其旨。會

陽格脉所發。氣承扶殷門浮郄委陽太陽之別絡委
中所入附分太陽之會。外臺作手足太陽之會。魄户以下除膏肓之外。十三穴皆太
陽脉氣之所發。膏肓神堂譩譆膈關魂門陽
綱意舍胃倉肓門志室胞肓秩邊
合陽承筋所發承山飛揚別走少陰。跗陽陽蹻之郄崑
崙所行僕參同上。聚英曰。陽蹻之本。申脉陽蹻所生。聚英曰。陽蹻所出。金門
太陽郄陽維所別屬也。京骨所過束骨所注通谷所留。聚英所流。至陰
所出
按氣府論曰。手太陽脉氣所發者。三十六穴。目内
眥各一。次註曰。謂睛明二穴也。千金無跗陽入臑外
臺曰。兩傍一百二十恐脫二字穴。註曰。並二十二單穴

及膏肓附穴共一百四十四穴。程行道曰。按本經原、六十三穴。此少二穴。睛明入小腸。厥陰俞缺。只六十一穴。左右共一百二十二穴。又加督脉二十二穴。共一百四十四穴。督脉本二十七穴。今少五穴。齗交兌端。水溝。三穴入大腸。靈臺入□□。陽關入膽經。故只二十二穴也。今按外臺。不載靈臺穴。程註爲入□□者。闕訂也。入門有眉衝。氣海俞。關元俞。今入奇穴部。

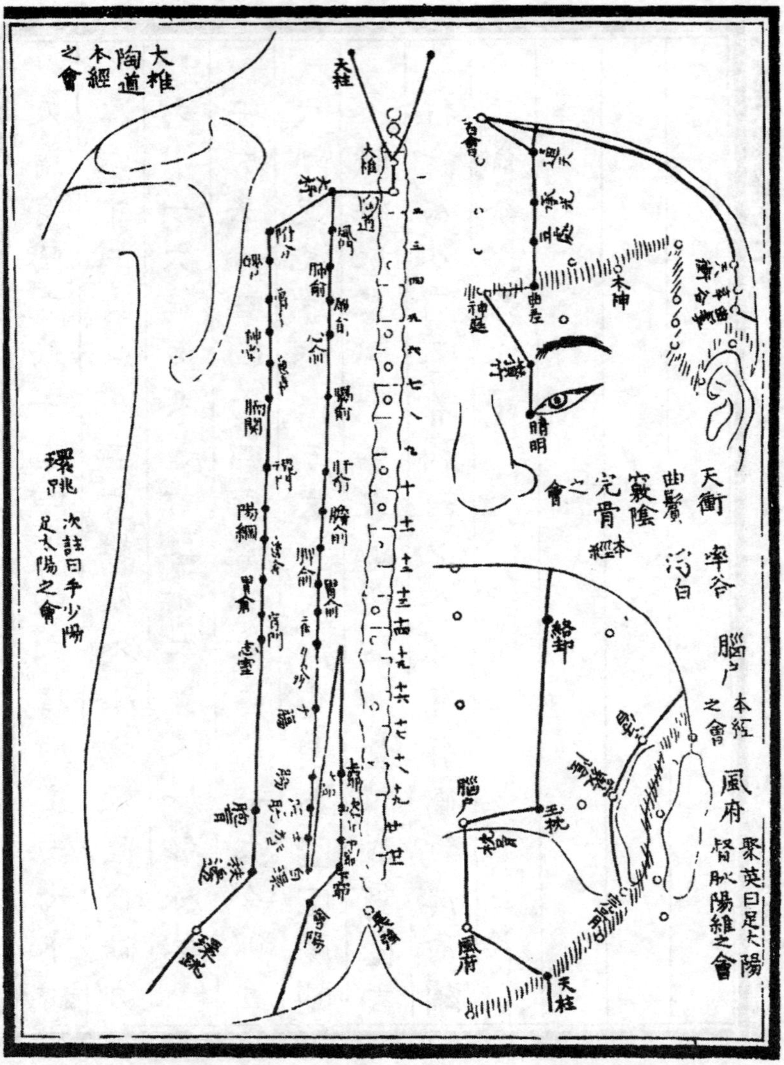

大椎
陶道
本經
之會
大杼
大椎
陶道
風門
肺俞
心俞
膈俞
肝俞
膽俞
脾俞
胃俞
神庭
曲差
本神
攢竹
睛明
天衝
率谷
曲鬢
浮白
竅陰
完骨
本經
之會
腦戶
本經
之會
風府
聚英曰足太陽督脈陽維之會
絡卻
腦戶
玉枕
風府
天柱
環跳
次註曰手少陽足太陽之會
陽綱
意舍
胃倉
志室
會陽
長強

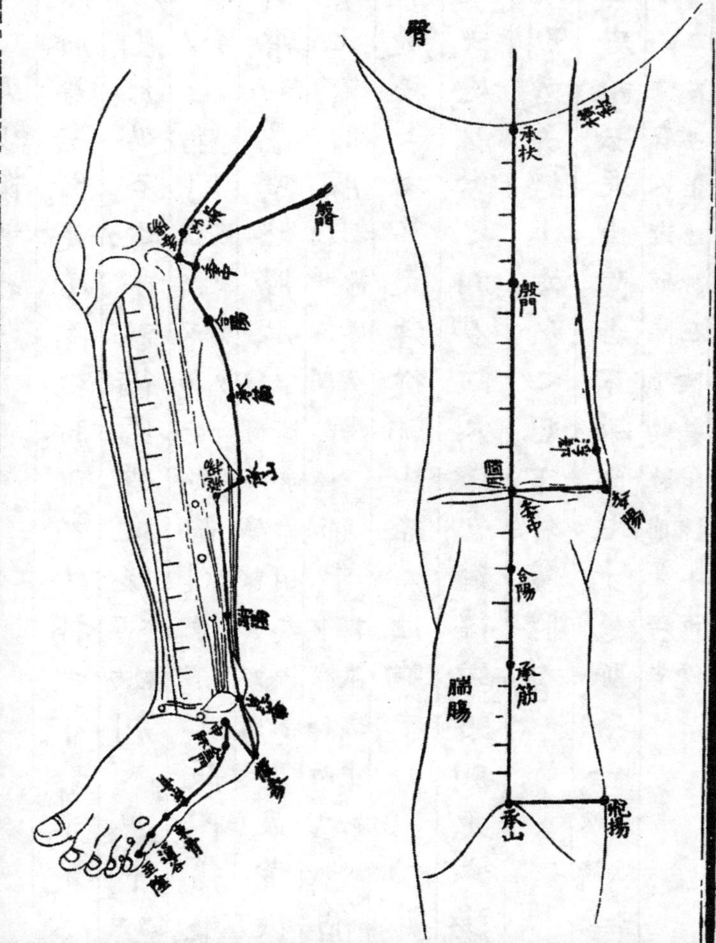
臀
承扶
殷門
浮郄
委陽
委中
合陽
承筋
腨腸
承山
飛揚

足少陰腎經 左右凡五十四穴

經脈篇云。腎足少陰之脈。起於小指之下。邪走足心。〔湧泉〕出於然谷之下。〔然谷〕循內踝之後。〔照海。水泉〕別入跟中。〔大谿。大鍾〕以上踹內。〔復溜。交信。三陰交。築賓〕出膕內廉。〔陰谷〕上股內後廉。貫脊。〔長強〕屬腎絡膀胱。〔橫骨。大赫。氣穴。四滿。中注。肓俞。關元。中極〕其直者從腎上貫肝膈。〔商曲。石關。陰都。通谷。幽門〕入肺中。〔步廊。神封。靈墟。神藏。彧中。俞府〕循喉嚨。挾舌本。其支者從肺出絡心注胸中。

又云。足少陰之別名曰大鍾。當踝後繞跟。別走太陽。其別者并經上走於心包下。外貫腰脊。

氣府論云。足少陰舌下厥陰毛中急脈。各一。〔次註。足少陰舌下二穴。在人迎前陷中。動脈前。是曰舌本。左右二也。急脈。在陰髦中陰上兩傍〕

經別篇云足少陰之正。至膕中別走太陽而合上至腎當十四顀出屬帶脉直者。繫舌本復出於項合於太陽。

經筋篇云。足少陰之筋。起於小指之下。並足太陰之筋邪走内踝之下。結於踵與太陽之筋合而上結於内輔之下並太陰之筋而上循陰股結於陰器循脊内挾膂上至項結於枕骨與足太陽之筋合。

湧泉（足少陰脉之所出）然谷（所留○外臺作留○聚英曰別於太陰蹻脉之郄。足少陰脉氣所流）大谿（所注）大鍾（別走太陽足少陰絡）照海（陰蹻脉所生）水泉（郄）

復溜（所行）交信（陰蹻之郄）築賓（陰維之郄）陰谷（所入）横骨　大赫

氣穴　四滿　中注　肓俞　商曲　石關

陰都　通谷　幽門自横骨以下至此十一穴衝脈足少陰之會。步廊　神封　靈墟　神藏　彧中　俞府自步廊以下六穴。共足少陰脉氣所發。

按骨空論云。衝脈者。起於氣衝。並少陰之經。挾臍上行至胸中而散。甲乙經。自横骨至幽門十一穴皆云衝脈之會者。原于此。俞穴折衷有廉泉。

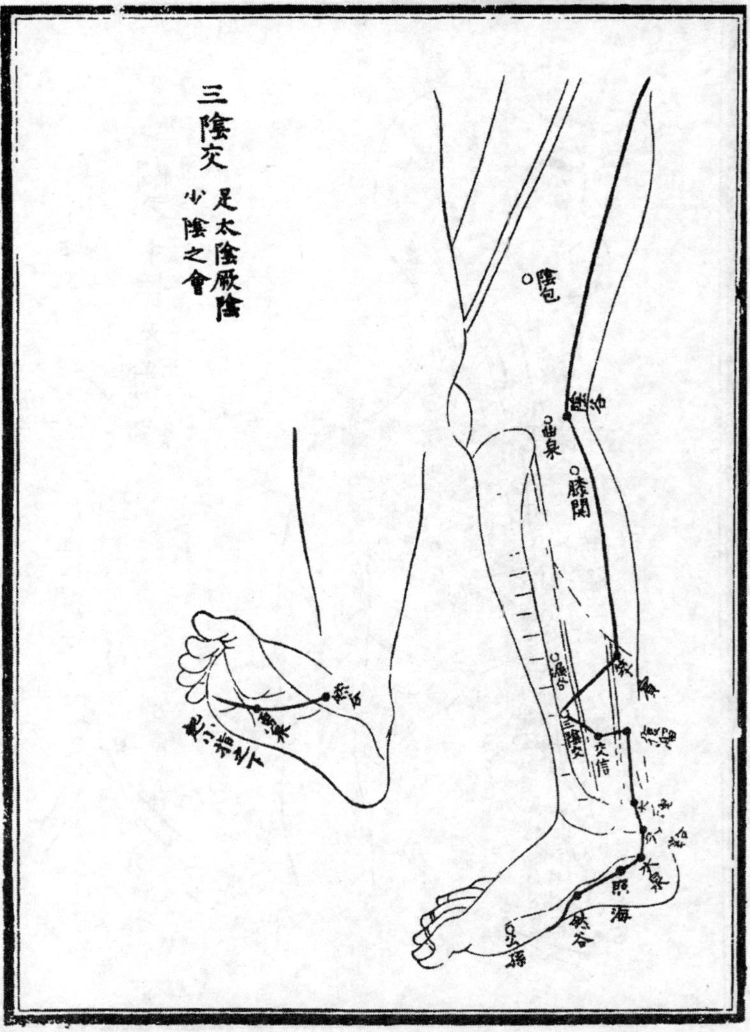
三陰交
是太陰厥陰少陰之會
陰包
陰谷
曲泉
膝關
三陰交
交信
照海
然谷

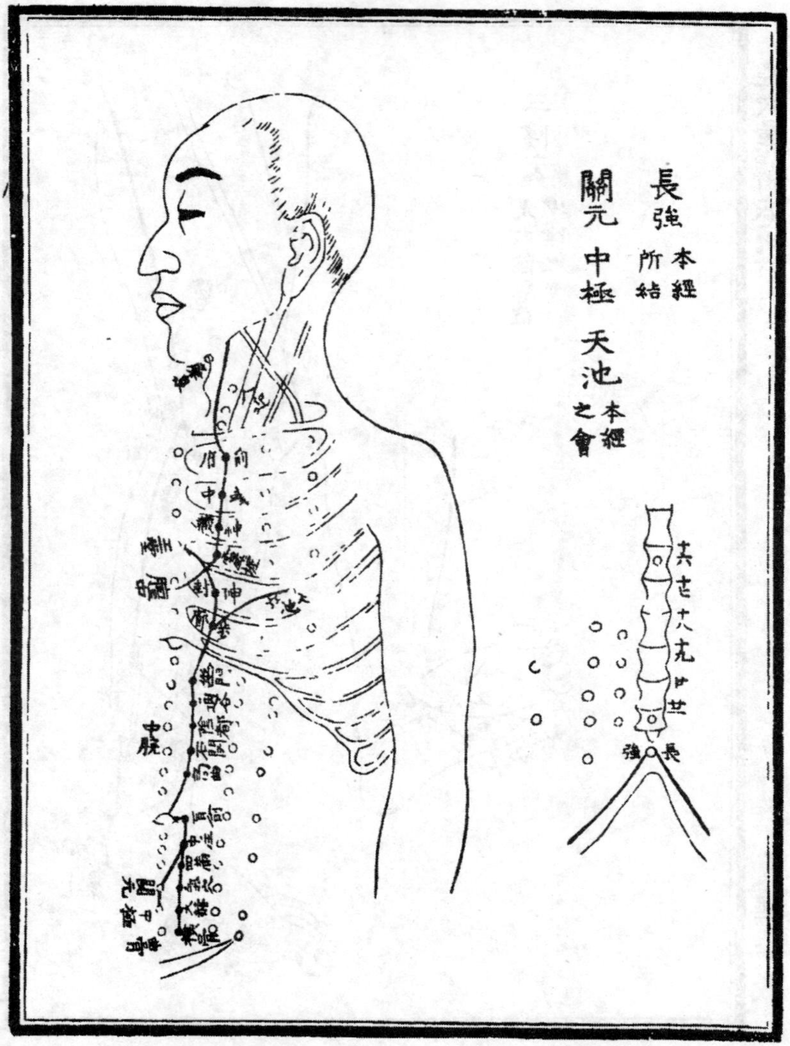
長強
本經所結
關元
中極
天池
本經之會
長強
中脘

手厥陰心包經 左右凡十八穴

經脉篇云。心主手厥陰心包絡之脉。起於胸中。出屬心包絡。下膈。歷絡三膲。其支者。循胷出脇。下腋參寸。天池上抵腋下。循臑内。天泉行太陰少陰之間。入肘中。曲澤下臂。行兩筋之間。郄門。間使。内關。大陵。入掌中。勞宮循中指。出其端。中衝其支者。別掌中。循小指次指。出其端。

又云。手心主之別。名曰内關。去腕貳寸。出於兩筋之間。循經以上。繫於心包。絡心系。

經別篇云。手心主之正。別下淵腋參寸。入胸中。別屬三焦。出循喉嚨。出耳後。合少陽完骨之下。

經筋篇云。手心主之筋。起於中指。與太陰之筋並行。

結於肘内廉上臂陰結腋下下散前後挾脇其支者入腋散胸中結於臂

邪客篇云心主之脉出於中指之端内屈循中指内廉以上留於掌中伏行兩骨之間外屈出兩筋之間骨肉之際其氣滑利上貳寸外屈出行兩筋之間上至肘内廉入於小筋之下留兩骨之會上入於胸中内絡於心脉

天池（手厥陰。足少陰之會。○聚英曰。手足厥陰。少陰之會。）天泉　曲澤（心主脉之所入）郄門（郄）間使（所行）内關（絡。別走少陽。○千金。作太陽。）○大陵（所注）勞宮（所溜）中衝（所出）

按外臺兩傍一十六穴。無天池。（入膽）

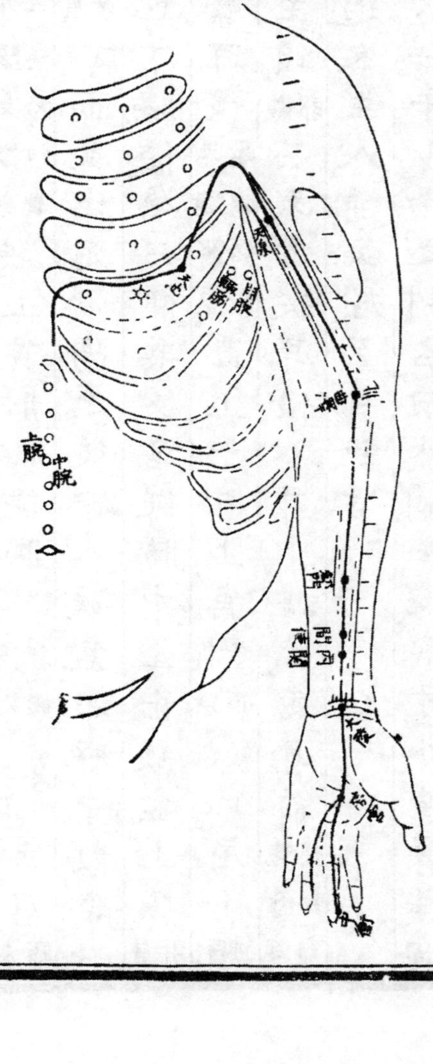
上脘
中脘
天泉
郄門
間使
內關
大陵
勞宮
中衝

手少陽三焦經 左右凡四十四穴

經脈篇云。三焦手少陽之脈、起於小指次指之端。關衝上出兩指之間。液門。中渚。循手表腕。陽池。出臂外兩骨之間。外關。支溝。會宗。三陽絡。四瀆。上貫肘。天井。循臑外。清冷淵。消濼。臑會。上肩。肩窌。肩貞。秉風。而交出足少陽之後。天窌。入缺盆布膻中、散絡心包。下膈、循屬三焦。其支者從膻中上出缺盆上項。肩井。繫耳後。天牖。翳風。瘈脈。顱息。直上出耳上角。角孫。懸釐。頷厭。以屈下頰。至頔。顴窌。其支者從耳後入耳中。聽宮。出走耳前。聽會。耳門。和窌。過客主人、前交頰至目鋭眥。瞳子窌。

又云手少陽之別名曰外關。去腕貳寸。外遶臂注胸中合心主。

氣府論云。手少陽脉氣所發者三十二穴。鼽骨下各一。次註。謂顴髎二穴也。眉後各一。謂絲竹空二穴也。角上各一。謂懸釐二穴也。下完骨後各一。謂天牖二穴也。項中足太陽之前各一。謂風池二穴也。俠扶突各一。謂天窓二穴也。肩貞各一。肩貞穴名也。肩貞下三寸分間各一。謂肩髎。臑會。消濼。各二穴也。肘以下至手小指次指本各六俞。謂天井。支溝。陽池。中渚。液門。關衝。六穴也。

經別篇云。手少陽之正。指天。別於巔。入缺盆。下走三焦。散於胷中也。

經筋篇云。手少陽之筋。起於小指次指之端。結於腕上。循臂結於肘上。繞臑外廉上肩走頸。合手太陽。其支者。當曲頰入繫舌本。其支者。上曲牙。循耳前。屬目外眥上乘頷結於角。

本輸篇云。三焦下腧在於足大指（甲乙作大陽）之前。少陽之後。出於膕中外廉。名曰委陽。是太陽絡也。手少陽經也。

又云。手少陽出耳後上加完骨之上。

衛氣篇云。手少陽之本在小指次指之間上貳寸。標在耳後上角下外眥也。

關衝（手少陽脈之所出）液門（所溜）中渚（所注）陽池（所過）外關（絡別走心主）支溝（所行）會宗（郄）三陽絡 四瀆 天井（所入）清冷淵 消濼 肩髎（所發）天髎（手少陽。陽維之會。千金。手作足。次註。作手足少陽。陽維三脈之會。）天牖（所發）翳風（手足少陽之會）瘈脉 顱息（足少陽。脉氣所發○足當作手。角孫手足少陽。手陽明之會○氣府論云。手太陽脉氣所發。大恐少之誤。

次註。聚英陽明作太陽。耳門聽會所發○次註曰。手陽明脉之分。和髎手足少陽。手太陽之會○次註。無手陽明三字。

按外臺曰。兩傍五十六穴。無肩髎入太陽顱息入膽耳門入胃而有肩井膽聽宮小腸天容膽顴髎。肩貞。肩外俞。肩中俞。曲垣共小腸缺盆胃九穴。發揮有臑會大腸

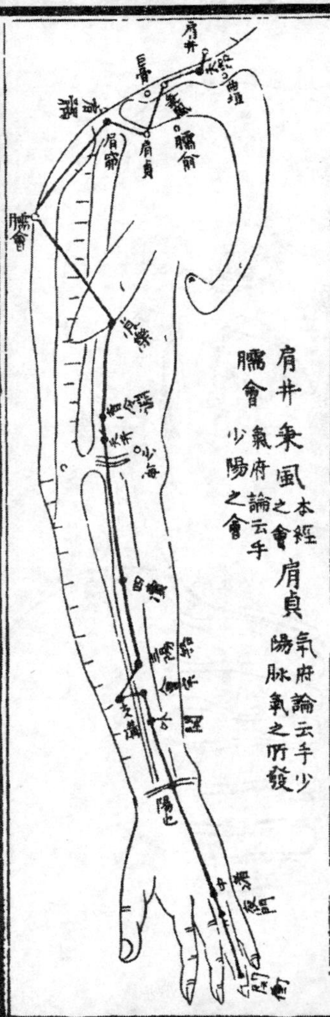

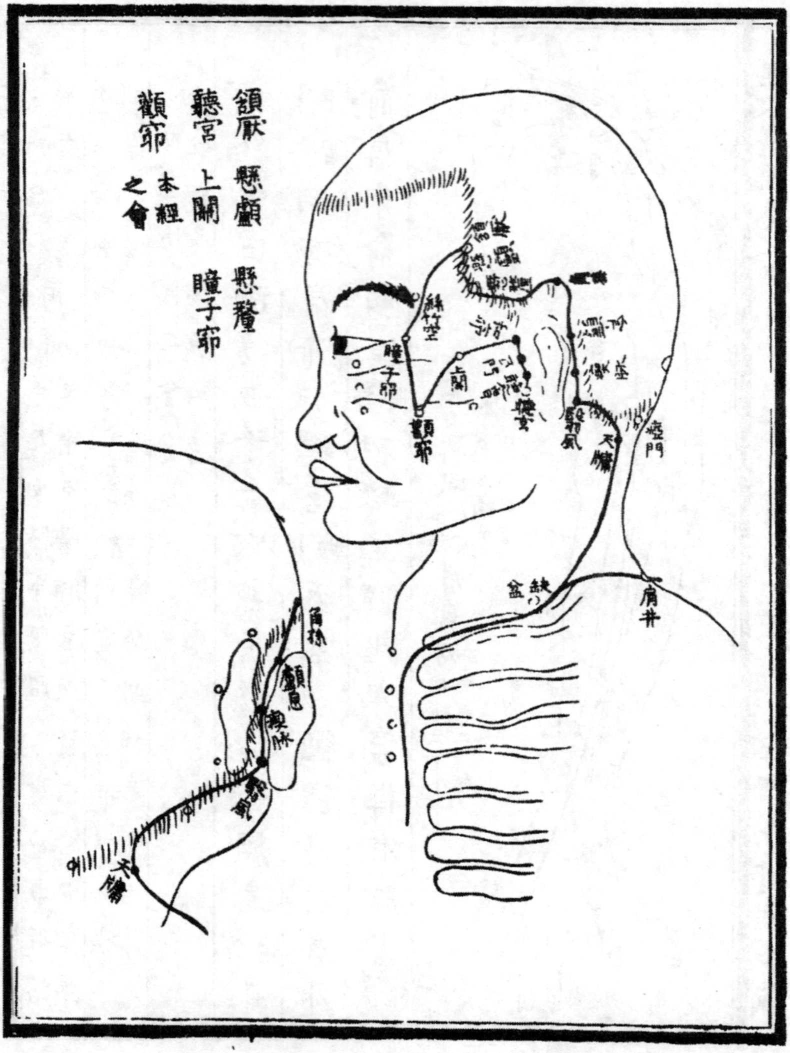

頷厭 懸顱 懸釐
聽宮 上關 瞳子髎
顴髎 本經之會
絲竹空
瞳子髎
顴髎
天牖
肩井
缺盆
角孫
顱息
瘈脈
翳風

足少陽膽經　左右凡八十六穴

經脉篇云。膽足少陽之脉。起於目鋭眥。瞳子窌上。絲竹空抵頭角。頭維。頷厭。懸顱。懸釐。曲鬢。率谷。天衝。下耳後。浮白。竅陰。完骨。角孫。本神。陽白。臨泣。目窓。正營。承靈。腦空。風池。循頸行手少陽之前。至肩上。肩井却交出手少陽之後。入缺盆。大椎。大杼。大窌。秉風。缺盆。其支者。從耳後入耳中。出走耳前。至目鋭眥後。其支者。別鋭眥。下大迎迎合於手少陽。抵於䪼。下加頰車。頰車下頸。天容合缺盆以下胸中。貫膈。日月絡肝。屬膽。循脇裏。章門出氣街。氣衝繞毛際。横入髀厭中。環跳其直者。從缺盆下腋。淵腋。輙筋循胸過季脇。京門。帶脉。五樞。維道。居窌。下合髀厭中。以下循髀陽。中瀆。陽關出膝外廉。陽陵泉下外輔骨之前。陽交。外丘。光明。直下抵絶骨之端。陽輔懸鍾下出外踝之前丘墟循足跗上。臨泣。地五會。入小指次指之間。俠谿竅陰其支者。別跗上入大指之間。循大指岐骨內出其端。還貫爪甲出三毛。

又云。足少陽之別。名曰光明。去踝伍寸。別走厥陰下絡足跗。

氣府論云。足少陽脉氣所發者。六十二穴。兩角上各二。次註。謂天衝左右各二穴也直目上髮際內各五。謂臨泣。目窓。正營。承靈。腦空。左右是也耳前角上各一。謂頷厭二穴也耳前角下各一。謂懸釐二穴也。銳髮下各一。謂和髎二穴也。客主人各一。客主人穴名也。耳後陷中各一。謂翳風二穴也。下關各一。下關穴名也。耳下牙車之後各一。謂頰車二穴也。缺盆各一。缺盆穴名也。腋下三寸。脇下至胠八間各一（腋下謂淵腋。輒筋。天池。脇下至胠則日月。章門。帶脈。五樞。維道。居髎。九穴也。左右共十八穴。也。）髀樞中傍各一（謂環跳二穴也。）膝以下至足小指次指各六俞。（謂陽陵泉。陽輔。丘墟。臨泣。俠谿。竅陰。六穴也。）

經別篇云。足少陽之正。繞髀入毛際。合於厥陰。別者入季脇之間。循胸裏屬膽。散之上肝。貫心以上挾咽。出頤頷中。散於面。繫目系。合少陽於外眥也。

經筋篇云。足少陽之筋。起於小指次指。上結外踝。上循脛外廉。結於膝外廉。其支者。別起外輔骨。上走髀。前者結於伏兎之上。後者結於尻。其直者。上乘䏚季脇。上走腋前廉。繫於膺乳。結於缺盆。直者上出腋。貫缺盆。出太陽之前。循耳後。上額角。交巔上。下走頷上。

結於頄支者結於目眥為外維。

熱論云。少陽主膽其脉循脇絡於耳。又云。少陽病衰。

耳聾微聞。

瞳子髎手太陽。手足少陽之會。 絲竹空足少陽脉氣所發。 頷厭手少陽。足陽明之會〇外臺曰。足少陽。陽明會。 懸顱所發〇聚英曰。手足少陽。陽明會。 懸釐手足少陽。陽明之會。 曲鬢足太陽。少陽之會。 率谷同上 天容手少陽脉氣所發。手當作足。說見手太陽條下。 天衝足太陽。少陽之會。 浮白同上 竅陰同上〇外臺曰。手足太陽。少陽之會。聚英。作足太陽。手足少陽。 完骨同上 本神足少陽。陽維之會〇聚英曰。陽維脉所止。 陽白同上〇次註曰。足陽明。陰維二脉之會。新校正曰。按甲乙經陽白。足少陽陽維之會。今王氏註云。足陽明陰維之會。詳此在足陽明脉氣所發中。則足陽明近是。然陽明經不到此。又不與陰維會。疑王註非。發揮曰。手足太陽少陽足陽明。五脉之會。聚英曰。手足陽明少陽。陽維五脉之會。臨泣足太陽、少陽、陽維之會。○外臺無陽維。目窗足少陽、陽維之會。正營同上。承靈同上。腦空同上。風池同上。○氣府論云：足少陽脉氣之所發。肩井手少陽、陽維之會。○手，外臺作手足。環跳所發。○次註曰：足少陽、太陽之會。淵腋次註曰：足少陽脉氣之所發。輒筋所發。○聚英曰：足太陽、少陽之會。日月足太陰、少陽之會。○類經曰：太陽、少陽、陽維之會。京門腎募。帶脉次註曰：足少陽帶脉二經之會。五樞次註曰：足少陽帶脉二經之會。維道足少陽帶脉之會。居髎陽蹻、足少陽之會。中瀆所發。○聚英曰：絡別走厥陰。陽關　陽陵泉所入。陽交陽維之郄。外丘郄。少陽所生。光明絡別走厥陰。陽輔所行。懸鍾足三陽絡。○外臺曰：大絡。丘墟所過。臨泣所注。地五會　俠谿所溜。竅陰所出。

按外臺曰。兩傍一百四穴。無肩井入三焦經。日月入脾經。而有頭維胃經。顱息三焦經。大包脾經。天池心包經。章門肝經。

後腋。轉穀。飲郄。應突。膈堂。旁庭。始素。（此七穴今入奇穴部）千
金。丘墟下。有跗陽。（膀胱經）資生。神應。入門。大全。寶鑑。
有風市。（今入奇穴部）聚英。闕日月。發揮。聚英。無絲竹空。
（入三焦經）天容。（入小腸經）而有聽會。（三焦經）寶鑑。有角孫。（重復也）
接膽經流注。據經脈篇。則其經穴。有所不經歷者
岡本氏。實如所辨。但絲竹空。天容。二穴。（說見下小腸經。）甲
乙云。足少陽脈氣所發。外臺。既屬此經。聽會一穴
甲乙云。手少陽脈氣所發。外臺。亦屬之三焦經。不
言其會。發揮。以曲差睛明。為會者。諸書所不說也
又頰車。大迎。氣衝。三穴。經脈篇。明言其會。甲乙。以
下不記者。蓋遺脫也。

頭維　下關

聽宮　和窌

角孫　翳風本經之會

缺盆氣府論云足少陽脈氣所發

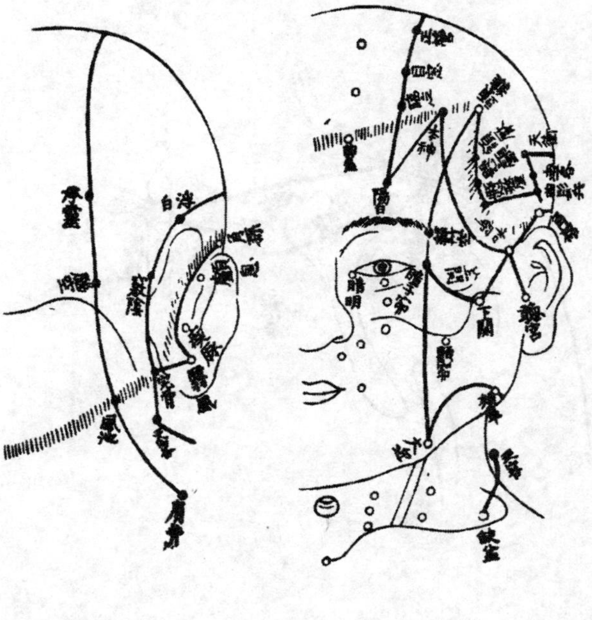

大椎

秉風　本經之會

天髎　千金曰足少陽之會

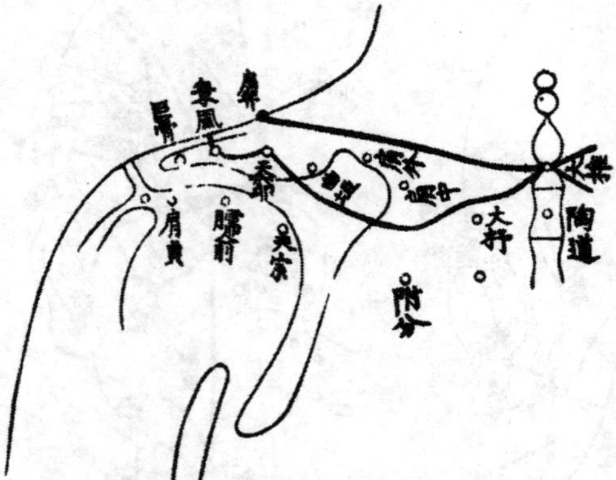

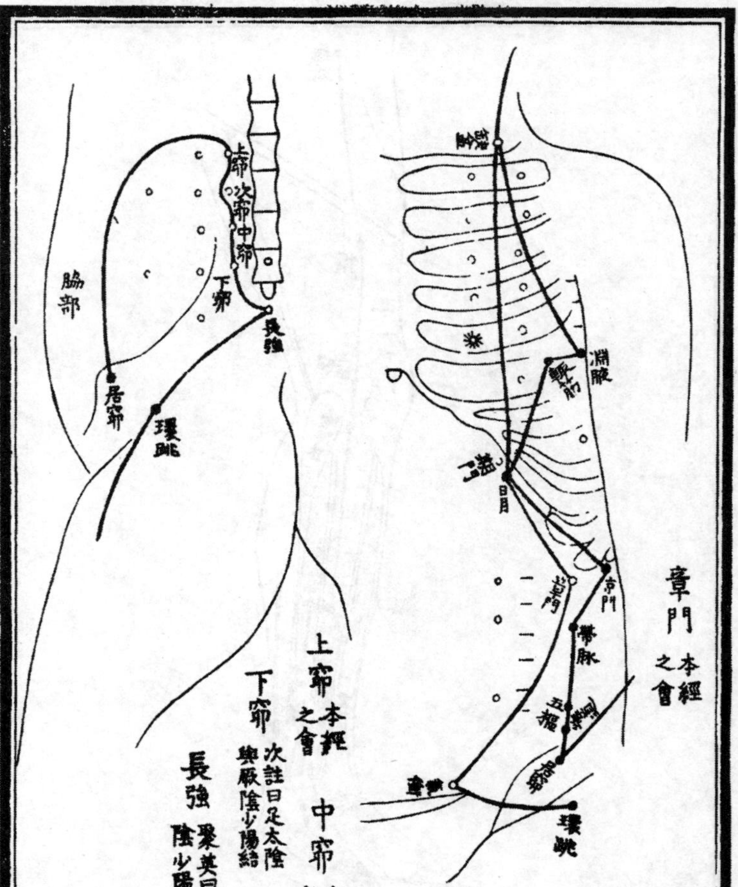
章門 本經之會
淵腋
輒筋
日月
京門
帶脉
五樞
居窌
環跳
脇部
上窌
次窌
中窌
下窌
長強
居窌
環跳
上窌 本經之會
中窌 次註曰少陽結
下窌 次註曰足太陰與厥陰少陽結
長強 聚英曰足少陰少陽結會

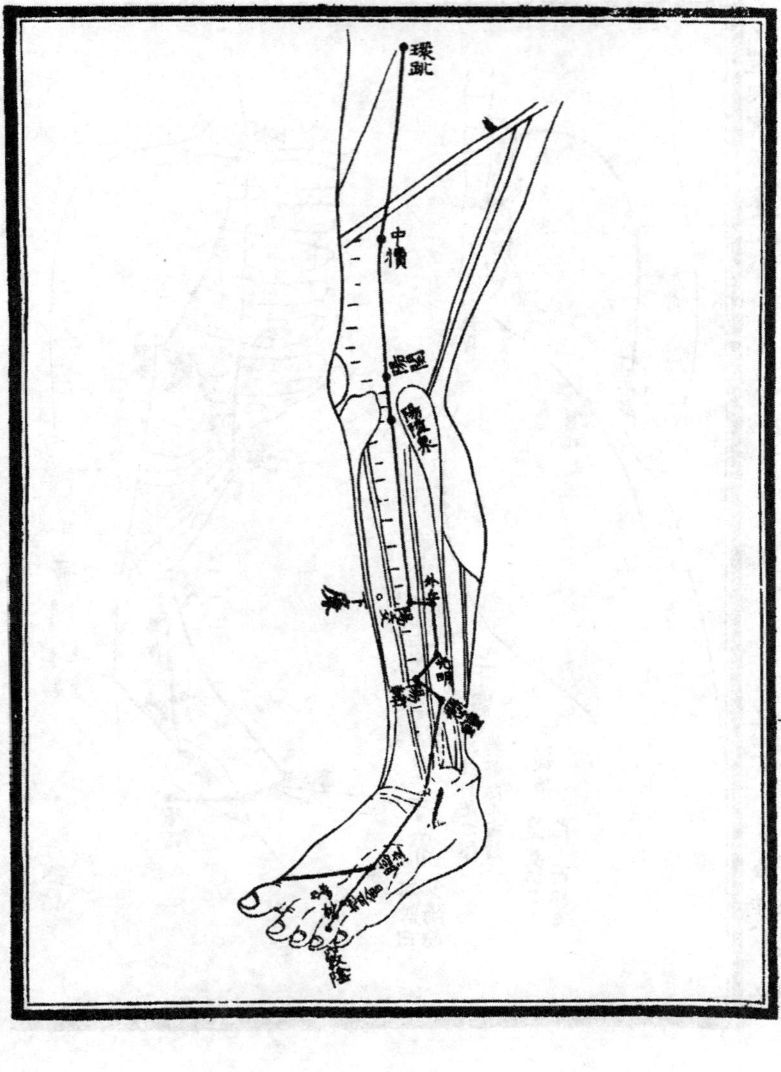
環跳
中瀆
陽陵泉
下廉
陽交
外丘
光明

足厥陰肝經 左右凡二十八穴

經脉篇云。肝足厥陰之脉、起於大指叢毛之際（大敦）上循足跗上廉（行間 大衝）去內踝壹寸。（中封）上踝（三陰交 蠡溝 中都）捌寸。交出太陰之後、上膕內廉。（膝關 曲泉）循股陰（陰包 五里 陰廉）入毛中。（急脉 衝門 府舍）過陰器、抵小腹（曲骨 中極 關元）挾胃、屬肝、絡膽、上貫膈（章門 期門）布脇肋、循喉嚨之後、上入頏顙、連目系、上出額、與督脉會於巔。其支者、從目系下頰裏、環脣內。其支者、復從肝別貫膈、上注肺。（會於巔下。甲乙經注有下一云其支者從小腹結於腰髁夾脊下第三第四骨孔中之文）

又云。足厥陰之別、名曰蠡溝。去內踝伍寸。別走少陽。其別者、循脛結於莖。

經別篇云。足厥陰之正。別跗上。上至毛際。合於少陽。與別俱行。此爲二合。

衛氣篇云。足厥陰之本在行間上伍寸所。標在背腧也。

經筋篇云。足厥陰之筋。起於大指之上。上結於內踝之前。上循脛。上結內輔之下。上循陰股。結於陰器。絡諸筋。

熱論云。厥陰脉循陰器而絡於肝。

大敦（足厥陰脉之所行。）行間（所溜）大衝（所注）中封（所注。聚英作所行）蠡溝（絡別走少陽。）中都（都）膝關（所發。千金曰。足厥陰郄）曲泉（所入）陰包（絡別走。註曰。此處有缺。）五里　陰廉　急脈（次註曰。厥陰之大絡）章門足厥陰少陽之會。期門足太陰厥陰陰維之會。

按類經曰。急脉。自甲乙經以下諸書皆無。外臺二十二穴。無章門入膽經期門。入脾經入門。大全有羊矢。詳于奇穴部。

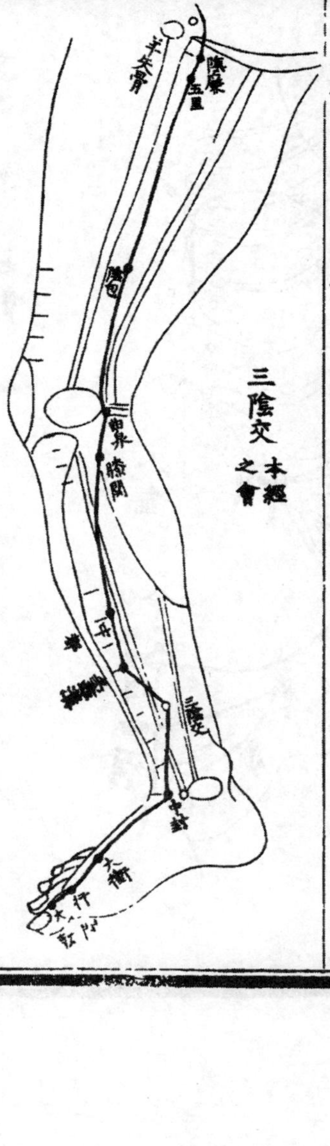

府舍　衝門　曲骨

中極　關元　本經之會

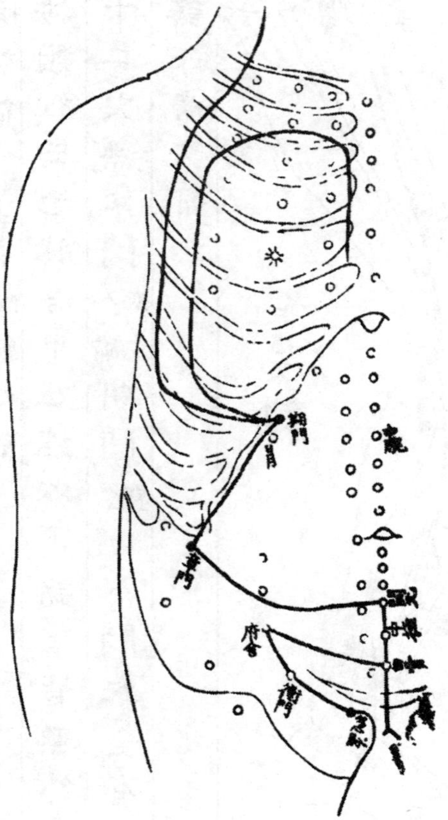

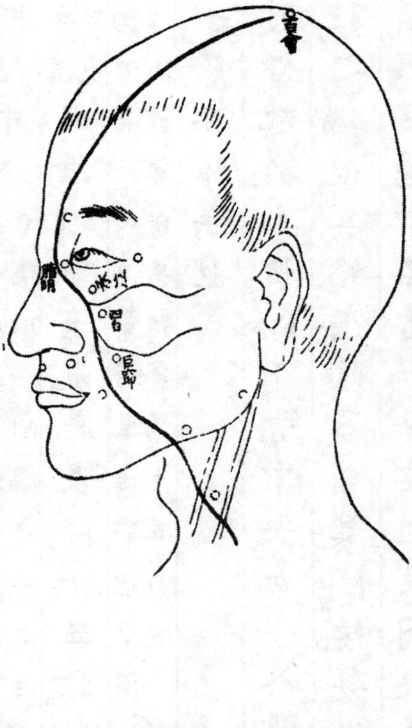
百會
睛明
承泣
四白
巨髎

督脈凡二十八穴

氣府論云。督脈氣所發者。二十八穴。次註今少一穴。項中央二。謂風府瘂門也。髮際後中八。謂神庭上星顖會前頂百會後頂強間腦戶八穴也。面中三。謂素髎水溝斷交三穴也。大推以下至尻尾及傍十五穴。脊推之間有大椎陶道身柱神道靈臺至陽筋縮中樞脊中懸樞命門陽關腰俞長強會陽十五俞也。至骶下凡二十一節。脊推法也。

骨空論云。督脈者。起於小腹。以下骨中央。女子入繫廷孔。其孔溺孔之端也。其絡循陰器。合篡間。繞篡後。別繞臀至少陰與巨陽中絡者。合少陰上股內後廉。貫脊屬腎。與太陽起於目內眥。上額交巔上。入絡腦。還出別下項。循肩髆內。俠脊抵腰中。入循膂。絡腎。其男子循莖下至篡。與女子等。其少腹直上者。貫臍中央。上貫心入喉。上頤環脣。上繫兩目之下中央。

營氣篇云。上額循巔下項中。循脊入骶。是督脈也。

經脈篇云。督脈之別。名曰長強。挾膂上項。散頭上。下當肩胛左右。別走太陽。入貫膂。

難經曰。督脈者起於下極之俞。並於脊裏。上至風府。入屬於腦。

長強（督脈別絡。少陰所結○聚英曰。足少陰少陽結會。督脈別走任脈。）腰俞（所發）陽關（次註曰。督脈氣所發。）命門（所發）懸樞（同上）脊中（同上）中樞（次註曰。督脈氣所發）筋縮（所發）至陽（同上）靈臺（次註曰。督脈氣所發）神道（所發）身柱（同上）陶道（督脈。足太陽之會）大椎（三陽督脈之會。聚英。有手足二字。）瘂門（督脈陽維之會風府[同上。聚英曰足太陽督脈陽維之會。]腦户[督脈。足太陽之會。]强間[所發]後頂[同上]百會[督脈足太陽之會○聚英曰。手足三陽督脈之會。]前頂[所發]顖會[同上]上星[同上]神庭[督脈。足太陽陽明之會。]素髎[所發]水溝[督脈手足陽明之會○外臺。次註。無足字。]兌端[手陽明。脈氣所發]齗交[次註曰任督二經之會○聚英曰。任督足陽明之會。]

按甲乙。千金。外臺。無陽關。中樞。靈臺。外臺無兌端。[入大陽經。]折衷。有會陽。曰。氣府。甲乙。本穴明係督脈。至銅人經。係之足太陽經。蓋推其意。甲乙千金無嫌他經之相混。以本穴列於足太陽第三行之末。故遂襲取之耳。今係之於督脈。以復其舊。比之他經之有絡穴者。發揮穴歌。作二十七穴。無會陽。滑壽曰按内經督脉所發者二十八穴據法十椎下一穴名中樞陰尾骨兩傍二穴名長強共有二十九穴今多斷交一穴少中樞一穴會陽二穴則係督脉別絡與少陽會故止載二十七穴此說謬誤不可讀也又長強一穴爲兩傍者古所無也不可從焉

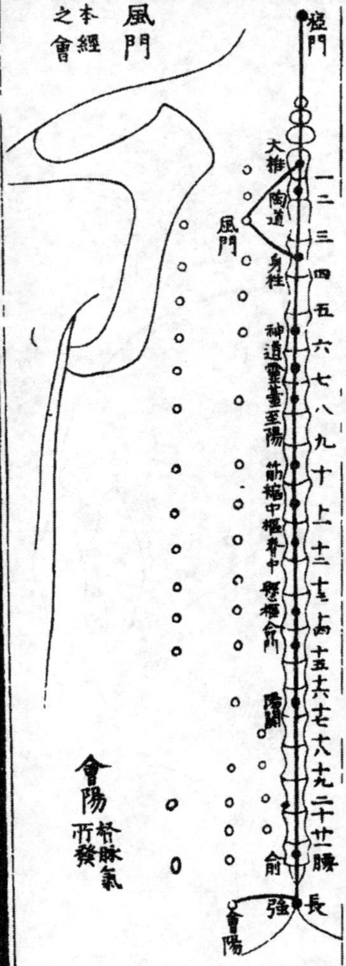

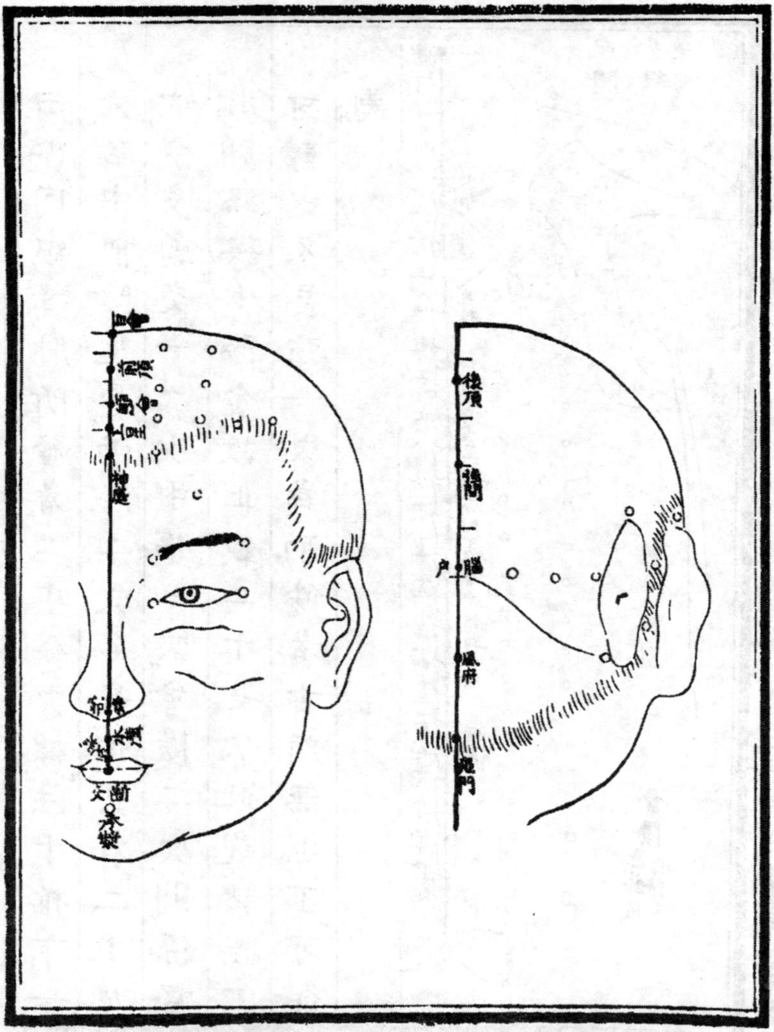
前頂
上星
水溝
承漿
後頂
強間
腦戶
風府

任脉凡二十四穴

氣府論云。任脉之氣所發者。二十八穴。次註。今少一穴。喉中央二。謂廉泉。天突。二穴也。膺中骨陷中各一。謂璇璣。華蓋。紫宮。玉堂。膻中。中庭。六穴也。鳩尾下三寸胃脘。五寸胃脘。以下至横骨六寸半一。新校正云。詳一字疑誤。腹脉法也。鳩尾。巨闕。上脘。中脘。建里。下脘。水分。臍中。陰交。脖胦。丹田。關元。中極。曲骨。十四俞也。下陰別一。謂會陰一穴也。目下各一。謂承泣二穴也。下脣一。謂承漿穴也。齗交一。齗交穴名也。

骨空論云。任脉者。起於中極之下。以上毛際。循腹裏。上關元。至咽喉。上頤。循面。入目。按骨空論。督脉者。起少腹之條。有其少腹直上者。貫臍中央。貫心。上頤。環脣。上繫兩目之下中央之文。宜合考。

營氣篇云。絡陰器。上過毛中。入臍中。上循腹裏。入缺盆。下注肺中。復出太陰。馬蒔曰。此任脈也。

五音五味篇云。衝脈。任脈。皆起於胞中。上循背裏。爲經絡之海。其浮而外者。循腹右上行。會於咽喉。別而絡脣口。

經脈篇云。任脈之別。名曰尾翳。下鳩尾。散於腹。

難經曰。任脈者。起於中極之下。以上毛際。循腹裏。上關元。至喉咽。

會陰任脈別絡。挾督脈。衝脈之會。 曲骨任脈。足厥陰之會。 中極足三陰任脈之會。 關元同上 石門所發 氣海同上 陰交任脈氣衝之會○外臺曰。任脈。衝脈。少陰之會。次註作任脈。陰衝之會。銅人曰。任脈氣所發。 神闕 水分所發 下脘足太陰任脈之會。 建里 中脘手太陽少陽。足陽明所生。任脈之會○次註曰。手太

陽少陽。足陽明三脈所生。任脈氣所發也。上脘任脈。足陽明。手太陽之會。巨闕所發鳩
尾任脈之別中庭　膻中　玉堂　紫宮　華蓋　璇
璣中庭以下六穴。任脈氣所發。天突陰維任脈之會。廉泉同上承漿足陽明任
脈之會。

按氣府論云。任脈之氣所發者二十八穴。王氷曰。
今少一穴。乃今所載二十四穴也。加承泣齗交二
十七穴。外臺無承漿。入胃經折衷無廉泉。入腎經據口
齒類要。舌下廉泉。此屬腎經也。氣府論云。足少陰
舌下。厥陰毛中急脈。各一。王氷曰。足少陰舌下二
穴。在人迎前。陷中。動脉前是曰舌本左右二也。又
類經曰。按刺瘧論所載曰。舌下兩脉者廉泉也。氣

府論曰足少陰舌下各一。衛氣篇曰。足少陰之標在背腧與舌下兩脉。然則廉泉非一穴。當是舌根下之左右泉脈而且爲足少陰之會也

承泣 本經之會

齗交 次註曰任督二經之會

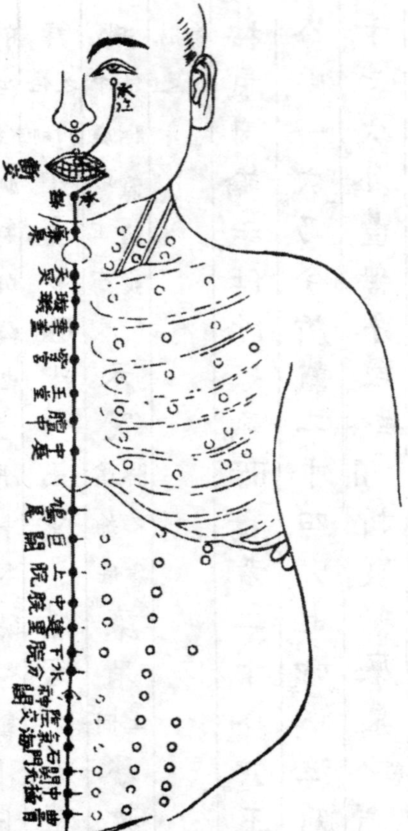

水户醫官楊　元資子祐
水户　沼田秀春卿
門人　水户　長久保起敬子考　同校
陸奥　山形玄之玄卿

經穴彙解卷之六

經穴彙解卷之七目次

奇穴部第十一

頭面第一

眉衝小竹　曲眉
魚腰　印堂
大陽　魚尾
睛中　光明
内迎香　鼻交頞中
鼻準　鼻柱
夾上星　上斷裏
上髎　舌下
脣裏　俠人中
俠承漿　鶯口
頰裏　聚泉

胃官下俞三穴

背甲中間　腰目

腰目窌　腰眼鬼眼癸亥

項椎　脊梁中央

督俞高蓋　氣海俞

關元俞　髃骨

中樞　靈臺

陽關　闕俞厥陰俞

督脊　五胠俞

精宮　痞根

中空　下極俞

氣堂　通關
龍頷　天瞿傍穴
胸堂　疰市
石關　轉穀
飲郄　應突
脇堂　旁廷注市
始素　九曲中府
帝門　腋門大陽陰腋間
氣門　辟息
神府　肓募
乳上　通谷

羊矢　蘭門

男陰縫（鬼藏）　關門

鬼門　氣衝（氣中　氣堂）

水分　食倉　食關

血門　神庭

水道　囊底（海底）

龍門　陰莖

冲門

經穴彙解卷之七

水户　侍醫　南陽　原昌克子柔　編輯

奇穴部第十一

奇穴者。乃所謂阿是天應是也。而無其名目者。及此土灸法傳漢地者。載在神應經。聖濟總錄。總收之諸主治部中。不錄于此。以無其名目也。國本氏阿是要穴曰。皇甫士安甲乙經。素問氣府論王註。及滑伯仁十四經發揮。所載俞穴。今所存。惟有三百五十六穴。此佗四花風市腰眼痞根等諸穴。以為之奇俞。亦皆阿是也。內經無奇輸。靈樞刺節直邪論有奇輸二字而非云三百五十六穴之外別有奇輸也。又阿是名素靈所無千金方始見之。經筋篇云。以痛為輸。馬玄臺註證發微曰。俗曰天應穴者。是也。夫輸穴本繫經絡者。而奇輸阿是。豈有外經絡之理乎。風市者。足少陽膽經之所注。腰眼者。足太陽膀胱經之所流。其佗可類推也。崔氏四花穴。四明高武考之。為足太陽第二行膈俞膽俞四穴。凡奇輸明所屬之經絡及本穴。而鍼灸之効始可照然也。乃今以阿是要穴。所載遺漏不為不少更輯奇俞名目散在諸書者。以錄之。又只淺見寡聞。何能盡于此乎。又以俟後進君子。而如馬蒔所

謂其奇穴。必繫經絡者。間有與諸書所載不符者

云。

頭面第一

天聽 傷寒三四日以上宜先灸胸上二十壯。以繩度鼻正上盡髮際。中屈繩斷去半便從髮際入髮中灸繩頭。名曰天聽。千金

按千金翼聽作窻。會作匈。

神聰四穴資生 前神聰後神聰類經百會四面。各相去壹寸。資生去前頂伍分。自神庭至此穴。共肆寸。後神聰去百會壹寸類經神聰百會四花。求各取壹寸。大全

以百會穴為中四邊各開貳寸半。銀海精微

按資生經曰明堂有此四穴。而銅人無之。其穴治頭風目眩狂亂風癇亦所不可廢者。

明堂 鼻直上入髮際壹寸。資生

按資生曰。按銅人明堂。及諸家鍼灸經。鼻直上入髮際壹寸。皆云上星穴。明堂經。於此復云明堂穴不知何所據。所謂疑以傳疑也。大全曰。府下伍分。府下風府言。啞門中門下伍分髮際終。更有明堂一穴。差。

大門 猥退風。半身不隨。灸大門。腦後尖骨上壹寸。千翼

髮際 兩眼小眥上髮際。資生平眉上參寸。類經

按資生曰。岐伯灸頭旋目眩及偏頭痛不可忍。牽眼䀮䀮不遠視。灸一壯立瘥。類經曰。主治頭風眩

暈疼痛延久不愈。灸三壯。又曰治衄血於項後髮際。兩筋間宛中，穴。灸三壯。蓋血自此入腦注鼻中。故灸立止。

寅門 從鼻頭直入髮際。度取通繩分為三斷繩。取一分入髮際。當繩頭針。是穴。治馬黃疸等病。千金

按千金翼。針作鋥。

陽維 耳風聾雷鳴。灸陽維五十壯。在耳後引耳令前弦絃筋上是。千金翼

顖中 千金

額上 千金

耳上 千金 若目反上視。眸子動。當灸顖中。取之法。横度

口盡兩吻際，又横度鼻下，亦盡兩邊，折去鼻度半，都合口爲度，從額上髮際上行度之。灸度頭一處，正在顋上未合骨中，隨手動者是，此最要處也。次灸當額上入髮際貳寸許，直望鼻爲正。次灸其兩邊，當目瞳子直上入髮際貳分許。次灸頂上廻毛中。次灸客主人穴，在眉後際動脈是。次灸兩耳門，當耳開口則骨解開動張陷是也。次灸兩耳上，捲耳取之，當捲耳上頭是也。一法，大人當耳上横三指，小兒各自取其指也。次灸兩耳後完骨上青脉，亦可以針刺令血出。次灸玉枕，項後高骨是也。次灸兩風池，在項後兩轅動肋（肋恐作脉）當外髮際陷中。

是也。次灸風府。當項中央髮際。亦可與風池三處高下相等。次灸頭兩角。兩角當迴毛兩邊起骨是也。千金

耳尖　按耳尖上。捲耳取尖上。大成

耳孔中　耳門孔上橫梁是。鍼灸之治馬黃。黃疸。寒暑疫毒等病。又治卒中風口喎不正。以葦筒長五寸。以一頭刺耳孔中。四畔以麪密塞之。勿泄氣。一頭内大豆一顆。並艾焼令然。灸七壯。即瘥。患右灸左。患左灸右。千金不傳。耳病亦可灸之。千金

鬱中　耳前兩邊　雲林神穀

按雲林神穀曰。灸哮吼神法。患者耳前兩邊名鬱

中二穴。壽世保元耳前作胸中。未知孰是。

顳顬　眉眼尾中間上下有來去絡脈。千金

按與腦空異。千金曰。針灸之治。四時寒暑所苦疸

氣温病等。

當陽　眼急痛。不可遠視。灸當瞳子上入髮際壹寸。

隨年壯。千金 去臨泣伍分。類經

按資生曰。銅人無當陽穴。而明堂下經有之。亦不

可廢者。其穴與臨泣相近。大全曰。當陽二穴當瞳

人。

當容　肝勞邪氣眼赤。灸當容百壯。兩邊各爾。穴在

眼小眥近後。當耳前三陽三陰之會處。以兩手按

之有上下横脈則是與耳門相對是也千金

按千金翼無小背近三字外臺耳前下有客主人三字

眉衝　一名小竹當兩眉頭直上入髮際資生　禁灸入門

按資生曰明堂上經有眉衝穴而銅人經無之又曰其穴與曲差相近入門曰直眉頭上神庭曲差之間大全曰眉衝二穴兩眉頭直上入髮際相求鍼灸大成作直眉頭神庭曲差之間膀胱經攢竹後有此穴

曲眉　兩眉間千翼

按面風游風云云。灸二百壯。

魚腰　眉中間。大成

印堂　兩眉中間大全陷中大成

按此穴曲眉魚腰穴同處。蓋異名也。針之治目疼灸之治急慢驚風。大全曰。兩眉角痛不已。

大陽　眉後陷中。大陽紫脉上。大成

按絲竹空也。洗寃錄曰。眉際之末者。大陽穴。宜與瞳子髎合考。奇効良方曰。大陽二穴。在眉後陷中。大陽紫脉上是穴。治眼紅腫及頭痛。宜用三稜鍼出血。出血之法。用帛一條。緊纒其頂。紫脈即見。刺見血立愈。

魚尾　目眥外頭。類經

按銀海精微曰小眥横紋盡處。大全曰眉外頭。小字是外之誤。眉字是目之誤。此穴似瞳子髎。疑是其穴。千金曰。眼戴精上插灸目兩眥後二十壯。蓋指魚尾。

睛中　眼黒珠正中。取穴之法。先用布搭目外以水淋一刻（吳文炳作冷水）方將三稜鍼於目外角離黒珠壹分許。刺入半分之微。然後入金鍼約數分。深旁入（吳文炳無旁入二字）自上層轉撥向瞳人。輕輕而下斜插定目角。即能見物。一飯頃。（吳文炳作法要）出針。輕扶偃臥仍用青布搭目外。再以冷水淋三日夜止。初針之

時、正坐、盤膝、將筋一把、兩手握於胸前、寧心正視、其穴易得。治一切内障。年久不能視物、頃刻光明。神秘、穴也。大成

光明　對瞳人上。眉中。是光明、穴。銀海精微

内迎香　鼻孔中。治目熱暴痛。用蘆管子搐出惡血。効。大成

鼻交頞中　鼻孔頞中一穴。針入六分。得氣即寫。留三呼。寫五吸。不補亦宜灸。然不如針。千金翼

按經脈篇曰。是陽明之脈。起於鼻之交頞中。是其名稱所出。

鼻準　鼻柱尖上是穴。專治鼻上生酒酢風。宜三稜

鍼出血効。大成

鼻柱　治洟出不止。灸鼻兩孔與柱齊七壯。千金

夾上星　治鼻中息肉。夾上星相去參寸。各百壯。千金

上斷裏　正當人中及唇。針三鋥。治馬黄黄疸等病。千金

按千金翼。作三分鋥。

上腭　入口裏邊在上縫赤白脉。是針三鋥。治馬黄黄疸四時等病。千金

按千金翼。脉下有上字。

舌下　俠舌兩邊。針治黄疸等病。千金

按千金翼。灸黄法。作舌下俠舌兩邊針鋥。次註曰。

足少陰。舌下二穴在人迎前。是曰舌本。不與是同。

口齒類要曰。舌下廉泉。此屬腎經。說已見。

唇裏正當承漿裏邊。逼齒斷。針三鋥。治馬黃黃疸寒暑温疫等病。千金

按内經集註曰。任脈之斷交。入下齒。詳斷交下。

俠人中火針。治馬黃黃疸。疫通身並黃。語音已不轉者。千金

俠承漿 去承漿兩邊各壹寸。千金

鷰口 狂風罵詈撾斫人。名為熱陽風。灸口兩吻邊。鷰口處。赤白肉際。各一壯。千金

按千金。風瘖狂邪。口眼相牽等。往往灸之。宜據本

類考之千金曰。狂走刺人或欲自死罵詈不息稱鬼神語灸口吻頭赤白際一壯。又小兒大小便不通灸口兩吻各一壯。

頰裏　從口吻邊入往對頰裏去口壹寸。針主治馬黄黄疸寒暑温疫等類兩邊同法。千金

按千金翼針作鋥。

聚泉　舌上當舌中吐出舌中直有縫陷中是穴。治哮喘咳嗽及久嗽不愈若灸則不過七壯灸法用生薑薄切一片搭於舌上穴中然後灸之如熱嗽用雄黄末少許和於艾炷中然後灸之如冷嗽用款冬花爲末和艾炷中灸之灸畢以清茶連生薑

細嚼嚥下。又治舌胎舌強亦可治。用小鍼出血大成

左金津右玉液　舌下兩傍紫脉上。類經捲舌取之。大成

按大全曰。金津一穴。在舌下左邊。玉液一穴。在舌下右邊。醫經小學曰。舌底紫脈。有二穴。左爲金津右爲玉液。奇效良方曰。在舌下兩脉。紫脉上是穴。捲舌取之。治重舌腫痛喉閉。用白湯煑三稜針出血。

海泉　舌下中央脈上。類經

按大全曰。在舌理中。奇效良方曰。在舌下中央脉上。是穴治消渴。用三稜鍼出血。瘡論曰。舌下兩脉。廉泉也。海疑是廉字之誤。廉泉之說既見。

舌柱　舌下之筋。如柱者。類經
按終始篇曰。重舌刺舌柱。又按海泉舌柱。疑是同
處。
懸命　一名鬼祿。鬼邪妄語。灸懸命十四壯。穴在口
脣裏中央。絃絃者。是也。又用剛刀決斷絃絃者乃
佳。千金
按千金翼。剛作鋼。明堂。作上脣中央絃上。
頭縫　額角髮尖處。治頭目昏沈大陽痛。大全
按是頭維穴歟。
下頤　頤下骨陷中。次註
按骨空論云。髓空在腦後伍分。顱際銳骨之下一

在齗基下次註曰當頤下骨陷中有穴容豆中誥
圖經名下頤

面八邪穴　外科全書云面八邪
一承光　两穴在髮際
二攢竹　两穴在眉心
三禾窌　在口上唇人中兌端左右
四人迎　在口下唇

廻髮五處　以縄横度口至兩邊既得口度之寸數
便以其縄一頭更度鼻盡其兩邊兩孔間得鼻度
之寸數中屈之取半合於口之全度中屈之先覓
頭上廻髮當廻髮（千翼有中字）灸之以度度四邊左右

前後當繩端而灸前以面為正並依年壯多少一
年凡三灸皆須瘡瘥又灸壯數如前若連灸火氣
引上其數處廻髮者則灸其近當鼻也若廻髮近
額者亦宜灸若指面為癥則闕其面處然病重者
亦不得計此也千金

按千金翼連灸作速灸

督脈卒癲灸督脈三十壯三報穴在直鼻中上入
髮際千金

左角

結喉

維角

舌根

按以上四穴。出千金翼方雜法篇中無穴註。

頟頂

按出大全鶴膝風條。無穴註。未知何處。

中矩一名垂矩。在頰下骨裏曲骨中。此一穴。出□華佗傳也。主中風舌強不能語及舌乾燥。丹波康賴醫心方

按燥。一本作㷋。誤也。

背腰部第二

肩頭灸癖法。八月八日。日出時。令病人正當東向戶長跪。平舉兩手持戶兩邊。取肩頭小垂際骨解宛宛中。灸之。兩火俱下。各三壯。若七壯。十日愈。千金

按資生經。云。灸牙疼法。隨左右所患肩尖微近後骨縫中。小舉臂取之。當骨解陷中。灸五壯。予親灸數人。皆愈。灸畢項大痛。良久乃定。永不發。予親病齒痛。百方治不驗。用此差。

肩柱骨　肩端起骨尖上。大成

按與肩頭穴同處。

巨闕俞　第肆推。名巨闕俞。主胸膈中氣。灸隨年壯。

千翼第肆椎，名厥陰俞，主胸中膈氣，積聚好吐。隨年壯灸之。同上

按與腹部巨闕同名異穴。千金曰：胸膈中氣，灸闕腧。註曰：扁鵲云第肆椎下兩傍各壹寸半，名闕腧。詳于背部二行中。

臣覺背上甲內側，反手所不及者，骨芒穴上，捻之痛者是也。千金 骨芒穴上陸分。千翼

按千金註曰：臣覺亦作巨攪。千金翼云：狂走喜怒悲泣，灸巨覺。而甲作俠。註曰：一云巨闕俞。又雜法篇作巨覽。註曰：一作覺。千金頭註曰：骨芒疑膏肓之誤。

胃脘下俞三穴　治消渴咽喉乾。灸胃脘下腧三穴。灸百壯。穴在背第捌椎下。横参間寸。灸之。千金

背甲中間　狂走刺人、或欲自死、罵詈不息、稱鬼神語。灸背甲中間三壯。報灸之。倉公法。神效。千金

腰目　消渴小便數。灸腰目。在腎俞下参寸。亦俠脊骨兩傍。各壹寸半。左右以指按取。千金以指按陷中。千翼

按千金曰。消渴小便數。灸當脊梁中央解間一處。與腰目上兩處。凡三處。

腰目窌　腰痛。灸腰目窌七壯。在尻上約左右是。千金

腰眼　一名鬼眼。大成　一名癸亥。阿是要穴　令病人平眠。以

筆於兩腰眼宛宛中點二穴。各灸七壯。此穴諸書
所無。而居家必用載之云。累試累驗。類經
按腰目以下三穴。蓋同穴也。鍼灸大成曰。鬼眼專
主勞蟲。令病人舉手向上略轉後些則腰上有兩
陷。居家必用云。治諸勞瘵。已深難治者。以癸亥日
二更盡入三更。令病人平眠。以筋於兩腰眼點兩
穴。各灸七壯。累試累驗。類經曰。癸亥二更後將交
夜半。乃六神皆聚之時。勿使人知。令病者解去下
衣。舉手向上略轉後些則腰間兩傍自有微陷。可
見。是名鬼眼穴。即俗人所謂腰眼也。正身直立。用
墨點記。然後上床合面而臥。用小艾炷灸七壯。或

九壯。十一壯。尤好。其蟲必於吐瀉中而出。燒燬遠
棄之。可免傳染。此四花等穴。尤易且效。岡本阿是
要穴。一名癸亥。

頂推 千金

脊梁中央　消渴小便數。灸兩手小指頭。及足兩小
趾頭。並灸頂推佳。又灸當脊梁中央解間一處。與
腰目上兩處。凡三處。千金

按千金翼。灸黃法。脊中推上七壯。蓋同處。

督俞　一名高益 資生 在陸推下。兩傍各半寸。通灸。資生
入門 正坐取之。金鑑　禁鍼 資生

按資生。背俞第二行。載此穴曰。銅人經。缺此穴。明

堂經有之今依明堂入在此恐銅人本不全也類經寸半作貳寸入門灸三壯主寒熱心痛腹痛雷鳴氣逆高蓋與腎俞同名

氣海俞在拾伍椎下兩傍各寸半通灸（資生 入門）正坐取之（大成）

按類經寸半作貳寸入門入足太陽經主腰痛痔漏資生曰明堂有氣海俞而銅人無之恐銅人本不全

關元俞在拾質推下兩傍各寸半通灸（資生 入門）伏而取之（大成 金鑑）

按類經寸半作貳寸入門入足太陽經主風勞腰

痛泄痢虛脹。小便難。婦人瘕聚。諸疾。資生曰。明堂。有關元俞。而銅人無之。恐銅人本不全。

髃骨次注新見肩髃下。校正

中樞次注

靈臺次注

陽關次注

關俞千金 一名厥陰俞資生

以上四穴。載背部中行部。

督脊 小兒驚癇。脊強反張。灸大椎。並灸諸臟腧及督脊上當中。從大椎至窮骨中屈。更從大椎度之。灸度下頭。是督脊也。右背部十二處。十日兒可灸

三壯一月已上可灸五壯千金

五胠俞素問 見譩譆下

精宮入門 見志室下

痞根 專治痞塊拾參椎下各開參寸半多灸左邊如左右俱有左右俱灸入門以指揣摸自有動處即點穴灸之大約穴與臍平類經

中空 從腎俞穴量下參寸各開參寸是穴此即膀胱經之中髎也大成

按不當中髎是註誤

下極俞 第拾伍椎名下極俞主腹中疾腰痛膀胱寒澼飲注下隨年壯灸之千翼

按難經下極之腧。滑壽曰。兩陰之間。屏翳處也。不與此同。千金無第拾伍椎及中字。

肩上　髀俞下肆寸。俠脊梁壹寸半。二穴。千翼

脊背五穴 類經　治大人癲。小兒驚癇法。灸背第二椎及下極骨兩處。以繩度中折。繩端一處。是脊骨上也。凡三處畢。復斷此繩。作三折。令各等而參合。如ム字。以一角注中央。灸下二角。俠脊兩邊。便灸之。凡五處也。以丹注所灸五處。灸百壯。削竹爲度。勝繩也。千翼

夾脊　治霍亂轉筋。令病人正合面臥。伸兩手着身。以繩横兩肘尖頭。依繩下俠脊骨兩傍。相去壹寸

半。灸一百無不差者。千翼

按註曰。肘後方云。此華佗法。

濁浴 俠膽腧。傍行相去伍寸。千金

按千金曰。治胸中膽病。千金翼同。

下腰 八魁正中央脊骨上。灸數多尤佳。三宗骨是

忌鍼。千金

按千金曰。泄痢久下。失氣勞冷。灸下腰百壯。三報。千金翼。無央字。又按。八魁三宗骨未詳。東醫寶鑑。魁作髎。稍通。

榮衛四穴 大小便不利。欲作腹痛。灸榮衛四穴。百壯。穴在背脊四面各壹寸。千金 千翼

按背脊四面、未知何處。恐脱語醫學綱目云、在背脊四面各壹寸捌分。腰眼下参寸。挾脊相去肆寸。兩邊各四穴。灸十壯至百壯。

回氣 五痔便血失屎。灸回氣百壯。穴在脊窮骨上。千金赤白肉下。類經

按千金翼回作廻。曰五痔便血失屎。灸回氣百壯。在脊窮骨上。赤白下灸窮骨。惟多爲佳。赤白下蓋言下纖物。類經。加肉字曰脊窮骨上赤白肉下。更按窮骨上似無赤白肉。果夫張氏之是乎。

團岡 腹熱閉時大小便難。腰痛連胸。灸團岡百壯。穴在小腸俞下貳寸。横三間寸。灸之。千金

按千金翼腹作腹中。似中膂穴。醫學綱目。東醫寶鑑作環岡。

後腋　治頸漏。背後兩邊腋下後文頭。類經千金。引腋後廉際兩筋間。主腋外相引而痛。手臂拘攣急。不得上頭。外臺

按類經作後腋下穴。阿是要穴曰頸漏。今所謂氣腫。一曰瘰癧漏也。

接脊　小兒痢下赤白。秋末脫肛。每廁肚疼。不可忍者。灸拾貳椎下節間。名接脊穴。灸一壯。如小麥大。明堂

胛縫　背端骨下。直腋縫尖。及臂。取貳寸半。瀉六吸。

主治肩背痛連胛。醫綱
按玉龍賦曰肩脊痛兮五樞兼於背縫寶鑑無貳
寸半三字。
背籃治癰如神令病人跣足於平正處并脚立用
繩一條自脚枝周匝截斷却於項前般過背上兩
繩盡處脊骨中是穴先點記待將發急以艾灸之
三七壯其寒熱自止此法曾遇至人傳授妙不可
言。名曰背籃穴也。壽世保元
尾翠　骨上參寸骨陷間。明堂
按與長強同名。骨上蓋言窮骨上
身八邪穴　外科全書云身八邪。

一肩井在兩頸側。

二風門夾脊對第四節。

三肺俞夾脊對第五節。

四曲澤在兩臂曲。

按四節五節當作二節三節。

第二十二椎兩傍主腰背不便筋攣痺縮虛熱閉塞灸隨年壯兩傍各壹寸伍分。千翼

按脊椎二十一節古今通說今言二十二椎者連數項骨者歟。恐有誤。

四花患門　一名六花　幼幼新書

蘇沈良方曰灸三十種骨蒸法崔丞相灸勞法外

臺秘要。崔相家傳方。及王寶臣經驗方。悉編載。然皆差誤。毘陵郡有石刻。最詳。余取諸本。參校成此一書。此古方。極爲委曲。依此治人。未嘗不驗。往往一灸而愈。予在宣城。久病虛羸。用此而愈。

唐中書侍郎崔知悌序曰。夫含靈受氣。稟之於五行。（外臺。作常同義）搆生乖理。降之以（萬安方。作於）六疾。岐黃廣記。蔚（外臺作抑）有舊經。攻灸兼行。顯著斯術。骨蒸病者。又名傳屍。又謂殗殜。又稱伏連。（萬安方作死敗）又曰無辜。（萬安方無此四字）丈夫以癖氣爲根。婦人以血氣爲本。無問長（萬安方作老）少。多染此病。嬰孺之流。傳注更苦。其爲狀也。髮乾而聳。（而聳。萬安方。作露耳。）或聚或分。或腹中有塊。或腦後兩邊有結。多者乃至五六。或夜卧盜汗。夢與鬼交。雖自（外臺。萬安方。作自。）覩分明。而四肢無力。或上氣食少。漸就沈羸。縱延日時。終於殞盡。余昔忝洛（十藥神書。作潞。）州司馬。嘗三十日。灸治（外臺。萬安。作活。）一十三人。前後瘥者數逾二百。至於狸骨獺肝。徒聞曩說。金牙銅鼻。罕見其能。未若此方。扶危拯急。非止單攻骨蒸。又別療氣療風。或瘴或勞。或邪或患。狀既廣。灸治（萬安。作活。）不可具述。略陳梗槩。又恐傳授訛謬。以誤將來。今故具（萬安。作具故。）圖形狀。庶令覽者易悉。使所有（外臺。萬安。作在。）流布。頤（外臺。萬安。作顧。）用家藏。未暇外請名醫。傍求上藥。還魂返魄。何難之有。遇斯疾可不務乎。（陳仕賢濟世良方曰。青囊經云。此四花穴法。醫者固要精於點取。患者全在慎於保

養不然何能取效男女五勞七傷氣虛血弱胃蒸盜汗形容憔悴咳嗽痰喘五心煩熱諸虛羸衰腹中積聚久病痼疾凡所有見悉皆治之

取穴法

先定萬安方穴令患人平立正取一細繩蠟之勿令展縮以上六字聖濟總錄萬安細註順脚底貼肉堅踏之男左女右以上四字聖濟萬安細註其繩前頭與大拇指端齊後頭令當脚根聖濟萬安作跟中心向後引繩循脚脛萬安作肚貼肉直上至曲脷外臺作膕中大横文截斷又令患人解髮分濟世良方有開字兩邊令濟世良方作要見頭縫自顖門平分至腦後乃平身正坐取向所截繩一頭令與鼻端齊引繩向上正循頭縫至腦後貼肉垂下循脊骨引繩向下至繩盡

處當脊骨以墨點記之（墨點不是灸處）又取一繩子
令患人合口將繩子按於口上兩頭至（聖濟有兩字）吻卻
抱（聖濟萬安作鉤）起繩子中心至鼻柱根下令如∧此便齊
兩吻截斷將此繩展令直於前來（醫學正傳作量）脊骨上墨
點處橫量取平勿令高下繩子先中摺當中以墨記
之卻展開繩子橫量以繩子上墨點正壓脊骨上墨
點為正兩頭取平勿令高下於繩子兩頭以白圈記
白圈是灸穴也（以上六字萬安細註）

以上是第一次點二穴。

按大全曰是灸穴名曰患門二穴。患門名創于此

入門曰。如婦人足小難以准量可取右手肩髃穴

貼肉量至中指頭齊亦可不若只取膏肓灸之亦妙次灸四花無有不効類經又載此說曰庶乎得宜然不當患門不可從又曰婦人以膏肓穴代之亦可也不當患門不可從十藥神書曰婦女纏脚者短小非自然也若以量脚繩子加之首必不及也今移附於右肩髃穴點定引繩向下至中指盡處截斷以代量足之用

次二穴令其人平身正坐稍縮臂膊取一（濟世良方有蠟字）繩繞項向前雙垂與鳩尾齊鳩尾是心岐骨人有無心岐骨者至從胸前兩岐骨下量取壹寸卽鳩尾也卽是雙截斷却皆（聖濟作脊）翻繩頭向頂後以繩子中停

取心正令當喉嚨結骨上其繩兩頭夾項雙垂循脊
骨以墨點記之墨點不是灸穴又取一繩子令其人
合口橫量齊兩吻濟世良方。有如一字樣之四字截斷還於脊骨上
萬安。有墨點。聖齊。有橫量始，聖濟以字。處字。如上作法繩子兩頭以
白圈記之。白圈是灸穴處。類經曰。是四花左右二穴也
以上是第二次點穴。通前共四穴。同時灸。日別
灸七壯至二七壯。累灸至一百壯。或一百五十
壯。為妙。候灸瘡欲瘥。又依後法灸二穴。
又次二穴。以第二次量口吻繩子。於第二次雙繩頭
盡處墨點上。當脊骨直上下豎點。令繩中停醫學正傳。令繩
中停。作其繩子三字。中心在墨點上。於上下繩盡頭正傳。作處以白

圈兩穴。白圈是灸六處。

以上是第三次點兩穴。謂之四花。灸兩穴。各百壯。三次共六穴。各取離日量度訖。即下火。唯須三月三日。艾最佳。病瘥百日內。忌飲食房室。安心靜處將息若一月。（聖濟作百日。）後覺未差。復初穴上再灸。

按四花灸穴。諸書所載不一。蘇沈良方。校成諸本序文如所言。而魯魚居多。今以萬安方校之。他書之文大不同。始取其句差異者。註之再閱。頗覺其煩。仍悉削去之。只註一二字異而義易通者。崔氏序曰。具圖形狀。而其圖不載。諸書亦無焉。今據萬安方所圖省其無用而其文一從聖濟萬安二書。記圖上入門曰。灸此六穴亦要灸足三里。以瀉火氣爲妙是古書所不論也。不可拘矣。

自大拇指端。當脚跟。向後量至曲脉，大横文。

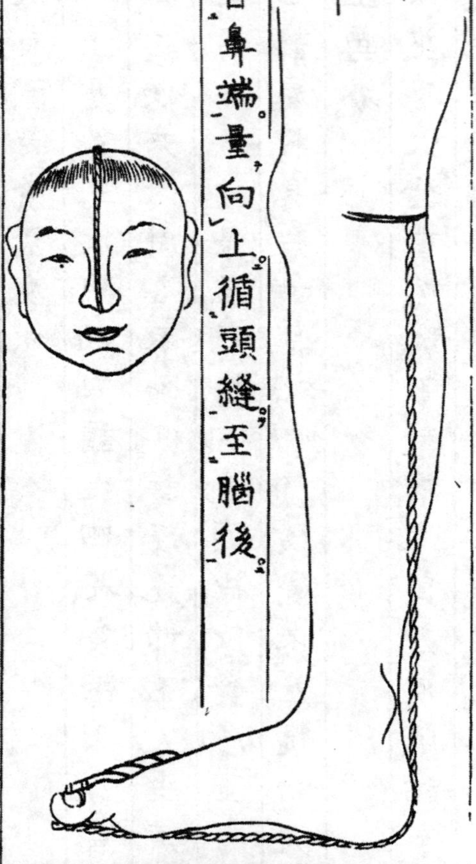

自鼻端。量向上循頭縫至腦後。

循脊骨引縄頭向下至縄盡處當脊骨以墨點

記

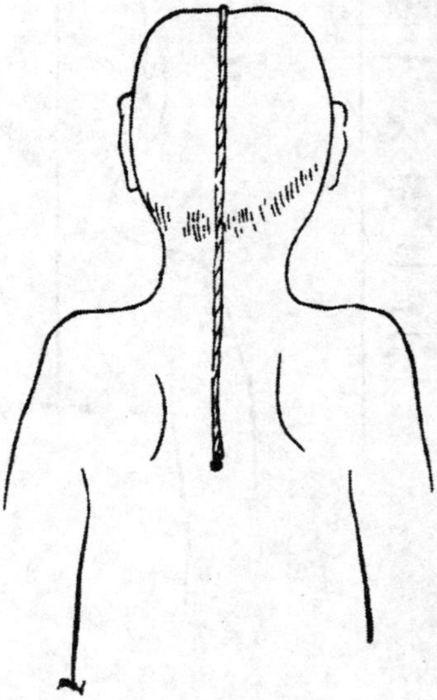

合口以縄子按於口

上鈎起縄子

中心至鼻柱下便齊

兩吻截斷

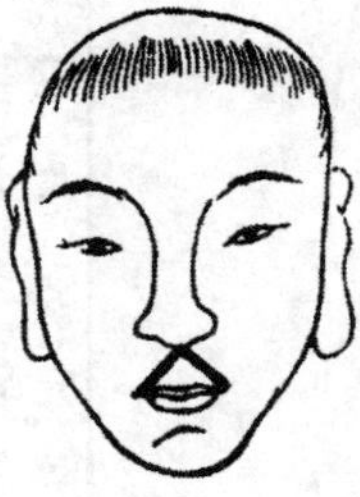

將量口吻繩子展直。於前來脊骨上墨點處橫量兩頭以白圈記白圈記。是灸穴。墨點處。不是灸穴。

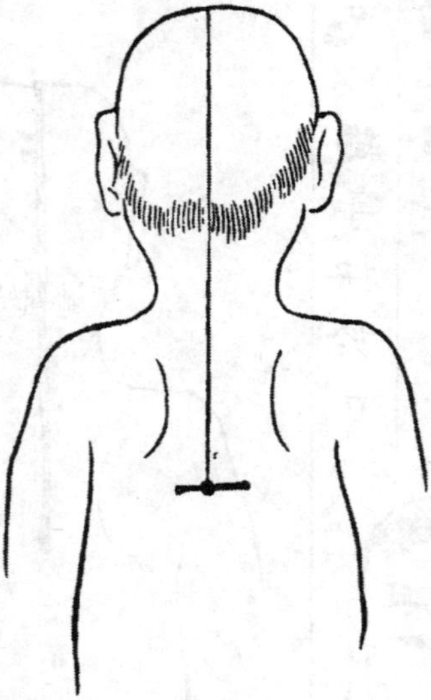

以上第一次。點二穴。

取一縄遶項
向前雙垂
與鳩尾齊

飜縄頭向後以縄
兩頭夾項
雙垂循脊
骨向下至
兩縄頭盡
處以墨點記

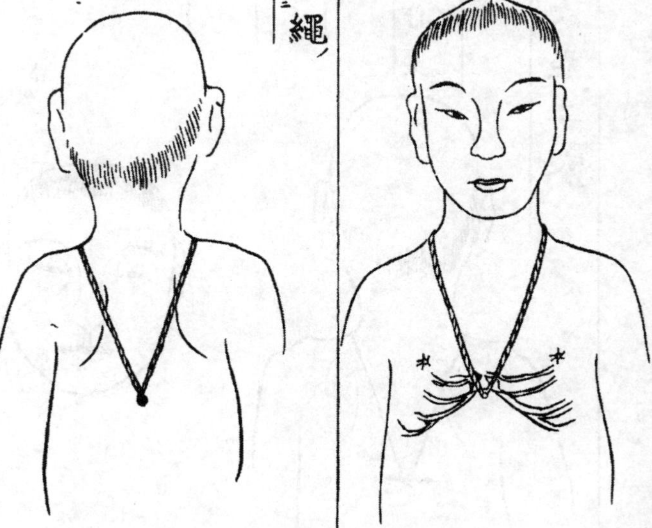

以縄子令人
合口横量齊
兩吻截斷。
用量口吻縄子
於脊骨墨點上。
横量兩頭。以白
圈點定。白圈原作朱
點今改之。
以上是第二次點二穴

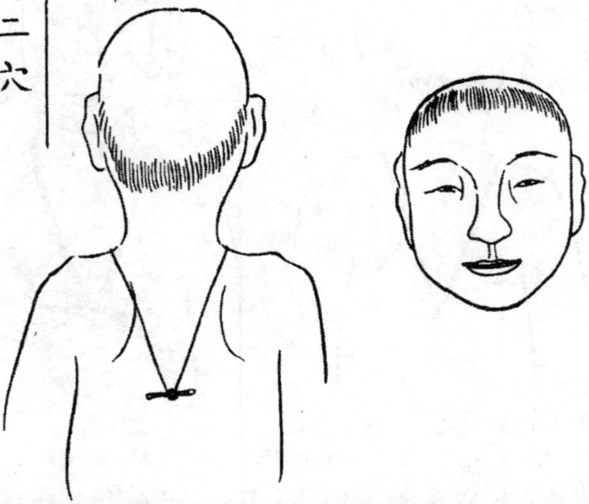

以第二次量口吻繩子
於第二次雙
繩頭盡處
墨點直上下。
直量繩、盡頭。用白圈記。
以上是第三次點二穴。
以上圖狀

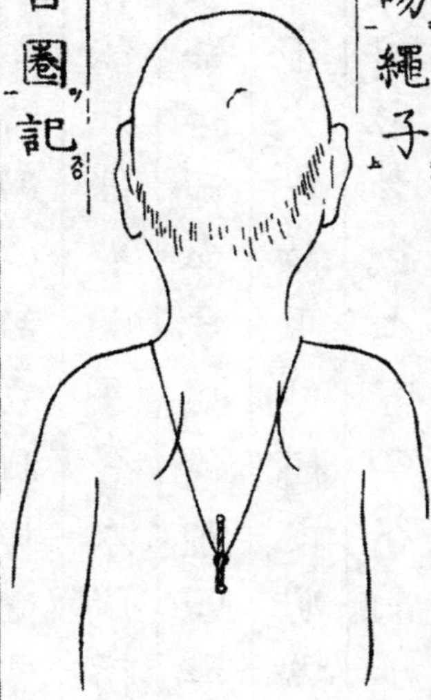

總圖
以上是都
點了六穴。
白圈、是灸穴。墨點、不是灸穴。

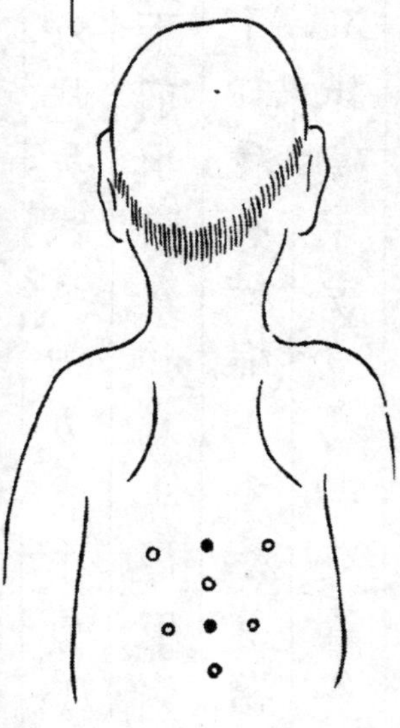

按資生曰凡取四花穴以稻稈心量口縫如何闊斷其長多少以如此長裁紙四方當中剪小孔別用長稻稈踏脚下前取脚大指爲止後取脚曲瞅横文中爲止斷了却環在結喉下垂向背後看稈止處卽以前小孔紙當中安分爲四花蓋灸紙四角也今按此法世俗所謂畧四花鍼灸聚英曰初疑四花穴古人恐人不識點穴故立此捷法當必有合於五臟俞也今依此法點穴果合太陽行背二行膈俞膽俞四穴難經曰血會膈俞疏曰血病治此蓋骨蒸勞熱血虛火王故取此補之膽者肝之腑藏血故亦取是俞也崔氏止言四花而不言

膈俞膽俞四穴者爲粗工告也今只依揣摸脊骨膈俞膽俞爲正然人口有大小闊狹不同故四花亦不準。更按高武說崔氏四花而不據其法。漫爲膈膽二俞學者思諸。又資生曰一醫傳一法先橫量口吻取長短以所量草就背上三椎骨下直量至草盡處兩頭用筆點了。再量中指長短爲準却將量中指草橫直量兩頭。用筆圈四角。其圈者是穴。是又畧法不可從

經門四花入門曰。卽崔氏四花穴。不灸背上二穴。各開兩傍共成六穴上二穴共闊壹寸下四花相等。俱弔線比之以離卦變作坤卦降心火生脾土

之意也。然此皆陽虛所宜。華佗云風虛冷熱惟有
虛者不宜灸。但方書又云。虛損勞瘵。只宜早灸膏
肓四花。乃虛損未成之際。如瘦弱兼火。雖灸亦只
宜灸內關三里。以散其痰火。早年欲作陰火。不宜
灸論而未果。

騎竹馬灸法　用薄篾量患人手上尺澤穴橫紋比
起。循肉至中指尖止截斷。外用竹杠一條。以竹杠
兩頭。置凳上。令患人去衣。騎竹杠。以足微點地。以
先比篾安杠上。竪篾循背直上。篾盡處以墨點記。
只是取中非灸穴。更以薄篾量手中指節兩橫紋
爲壹寸。將篾於所點墨上兩傍各量壹寸。是穴各

灸五壯。或七壯。止不可多灸此法灸之無不愈者

蓋此二穴心脈所過凡癰疽之疾皆心氣留滯。故生此毒灸此則心脉流通。即時安愈可以起死回生有非常効神應

按類經曰。一本作各開貳寸。聚英曰。依法量穴在督脉脊中至陽筋束二穴中外太陽行背二行膈俞肝俞之內非正當穴也疑必後人傳訛以參寸為貳寸耳豈有不得正穴徒破好肉而能愈病哉此不能疑也。阿是要穴曰此穴出諸書未知其始

胸腹部第三

氣堂失欠頰車蹉灸背第伍椎一日二七壯滿三日未瘥灸氣衝二百壯胸前甲骨中是亦名氣堂千金

按氣堂恐氣衝之誤甲千金翼作寅

通關 中脘傍各伍分主五噫鍼入八分左撚能進飲食右撚能和脾胃此穴一鍼有四効凡下鍼後良久覺脾磨食覺鍼動爲一效次鍼破病根腹中作聲爲二效次覺流入膀胱爲三效又次覺氣流行腰後骨空間爲四效醫綱

龍頷 心痛冷氣上灸龍頷百壯在鳩尾頭上行壹

寸半。不可刺。千金

天瞿傍穴 癭。灸天瞿三百壯。横三間寸灸之。千金

按天瞿卽天突、一名、東洋先生曰、按瞿疑當作衢。千金明堂云。天衢在耳上如前參寸。此解不是。說見天衢。

胸堂 上氣厥逆。灸胸堂百壯。穴在兩乳間。千金 不刺。千金

按千金曰。吐血唾血。灸胸堂百壯。又出驚癇篇。千金翼堂作膻。並無穴註。此穴似指膻中。醫學綱目以爲膻中。然千金既言灸膻中。次灸胸堂。則非膻中。

痓市一切痓。無新久。先仰卧灸兩乳邊邪下參寸。第三肋間隨年壯。可至三百壯又治諸氣神良。一名痓市千金

按痓。千金翼。作注。與旁廷同名。其處不遠。

石關在心下貳寸。兩傍各伍寸。灸五十壯。主產後兩脇痛。不可忍衛生寶鑑

按與腹部石關。同名異穴。

轉穀在傍二骨間陷者中。主胸脇支滿。不欲食。穀入穀不化。嘔吐復出。擧腋取之外臺

按此穴。在後腋條後。在傍、蓋指後腋歟。似有脫字。後腋。見背部。外臺。以後腋。飲郄。應突。脇堂。旁廷。始

素。七穴入足少陽經今移入于奇穴

飲郄　食門下壹寸。骨間陷者中。主腹滿臚腫痛。引臍傍腹鳴濯濯若中有水聲。仰腹取之。外臺

按食門未知何處。蓋指轉穀歟。

應突　飲郄下壹寸。主飲食不入。腹中滿大便不得節。腹鳴泄注。仰腹取之。外臺

脇堂　腋陰下二骨陷者中。主胸脇支滿臚脹賁㹠。噫嘻喘逆。瞻視目黃。舉腋取之。外臺　忌鍼。千翼

按東洋先生曰。瞻疑當作膽。千金翼曰。吐血唾血。灸脇堂百壯。資生曰。在腋下。引明堂下經。居髎下載此穴。大全曰。居髎合取八寸三。脇堂二骨門腋

下。
按門脘。蓋指章門淵脘而不的。是作歌括之弊也。
旁廷　一名注市。脘下四肋間。高下正與乳相當。乳後貳寸陷中。俗名注市。舉腋取之。刺入五分。灸五十壯。主卒中惡飛尸遁尸注。胸脇滿。千金　脇堂下二骨間陷者中。舉腋取之。外臺
按廷外臺作庭。與前條疰市同名。其處亦不遠。
始素　腋脇下廉。下貳寸骨陷者中。主脇下支滿。腰痛引腹筋攣。陰氣上縮。舉臂取之。外臺
九曲中府　旁廷注市下參寸。千金　刺入五分。灸三十壯。主惡風邪氣。遁尸內有瘀血。千金

帝門　脾胃之間。名曰帝門。在季肋下。前壹寸半。脉經
按類經所載九門。無此穴。
腋門　一名大陽陰。一名腋間。腋下攅毛中壹寸。灸
五十壯。主風。千金
按手少陽液門。易混。又與大巨同名異穴。千金淵
腋穴下。註引中風篇。曰腋門在腋下攅毛中一名
泉液。即淵腋是也。今本無此文。
氣門　婦人絶嗣不生。灸氣門穴。在關元傍參寸各
百壯。千金
按類經。載九門。曰氣門。溲溺之門。居前陰。中由氣
化而出。故曰氣門。不與此同。大抵與水道相似

辟息千金見乳根下。
神府心痛。暴絞急絶。欲死灸神府百壯。在鳩尾正
心。有忌。千金
按千金翼作附鳩尾正當心。
盲募結氣囊裏鍼藥所不及灸盲募隨年壯盲募
二穴。從乳頭邪度至臍中屈去半從乳下行度頭
是穴。千金
按千金翼邪作斜。行下有盡字。盲一本作胃非也。
乳上以繩横度口以度從乳上行灸度頭。千翼
按千金治卒癲灸兩乳頭三壯。又曰小兒暴癇灸
兩乳頭。女兒灸乳下貳分。又幼科準繩曰小兒喘

脹。俗謂馬脾風。又謂之風喉者。以草莖病兒手中指裏。近掌紋至中指尖、截斷。如此二莖。自乳上微斜直立兩莖。於梢盡頭橫一莖。兩頭盡頭點穴。灸三壯。此法多曾見愈。

通谷　心痛惡氣上脇急痛。灸通谷五十壯。在乳下貳寸。千金

按與腹部二行、通谷同名異穴。

魂舍　小腸泄痢膿血。灸魂舍一百壯。小兒減之。穴在俠臍、兩邊相去各壹寸。千金

按千金翼無各字。天樞云魂魄之舍。不可下鍼。蓋天樞之異名。分寸稍差。大抵似肓俞穴。暫俟再考。

肋頭 第一屈肋頭。近第二肋下即是灸處。第二肋頭。近第三肋下。向肉翅前。亦是灸處。千翼

肋罅 以繩量病人兩乳間中屈之。又從乳頭向外量使當肋罅於繩頭灸隨年壯。千翼

長谷 一名循際。泄痢不嗜食。雖食不消。灸長谷五十壯。三報。穴在俠臍相去伍寸。千金

按千金天樞註以長谷為天樞一名。說已見千金翼曰。多汗四支不舉少力。灸長平五十壯。在俠臍相去伍寸。不鍼。按長平章門一名。而此穴似章門。說見章門。醫學綱目。作循元。

腋下 噫噦。膈中氣閉塞。灸腋下聚毛下。附肋宛宛

中五十壯。千金

按千金又云。一切瘰癧。灸患人背兩邊腋下後文上隨年壯。千金翼曰。灸瘰法。垂兩手兩腋上文頭各灸三百壯。鍼亦良。千金又曰。一切瘰癧。灸兩胯裏患癧處宛宛中。日一壯。七日止。神驗。兩胯外臺作兩腋。

直骨　灸遠年咳嗽不愈者。將本人乳下大約離一指頭。看其低陷之處與乳直對。不偏者此名為直骨穴。如婦人。即按其乳頭直向下看其乳頭所到之處。即是直骨穴之地位。灸艾三炷。其艾只可如赤豆大。男灸左。女灸右。不可差錯。其嗽即愈。如不愈則其病再不可治矣。壽世保元。葉竹堂簡便方同。

按乳根也。

乳下　小兒癖。灸兩乳下壹寸。各三壯。千金

按灸乳下者多。其穴處又小異。並錄于此。千金曰。治反胃灸兩乳下各壹寸。以瘥為度。又灸乾嘔三十壯。又灸五尸。隨病左右多其壯數。灸卒吐逆七壯。又嗽灸兩乳下黑白際。各百壯。又轉筋四厥灸兩乳根黑白際。各一壯。又曰小兒溫瘧灸兩乳下一指三壯。又婦女人月經不嘗來。服黃芩牡丹湯。後灸乳下壹寸黑員際各五十壯。千金翼曰。一切惡注氣急不得息欲絕者。及積年不差者。男左手

虎口文。於左乳頭並四指當小指節下間灸之。婦
人以右手也。活人書問咳逆白若服藥不差者。灸
之必愈。其法婦人屈乳頭向下盡處骨間。灸三壯。
丈夫及乳小者以一指爲率。正以男左女右。艾炷
如小豆許。與乳相直間陷中動脈處是。資生云。灸
、咳逆法。乳下一指許。正與乳相直骨間陷中。
中胞門大倉左右参寸。脈經 關元左邊貳寸是也。右
貳寸名子戶。千金
按脉經。胞又作膀。
子戶、關元穴傍右貳寸。金鑑
按胞門子戶者。氣穴之別名。詳于第三卷中。

子宮　中極ノ兩傍。各開參寸。大成

按醫經小學曰。治婦淋關元兩傍。各開參寸半。灸

世良方云。子宮虛冷。不能成孕。灸子宮三穴。各七壯。揣心坎中高骨。以墨記之。用草心一條。從墨記至胸中。折斷。揩作七分。以四分量臍上。灸之。補血三分。量臍中。灸之補氣。仍以臍下三分。折半正子宮穴。灸之溫煖精氣。受孕之所。有神效。

錢孔　度乳至臍中。屈肋頭骨是。灸百壯。治黃疸。千金

臍四邊穴　治小兒暴癇者。身軀正直。如死人。及腹中雷鳴。灸大倉及臍中上下兩傍。各壹寸。凡六處。

千金　又治小兒卒腹皮青黑。灸臍上下左右。去臍半

寸。並鳩尾骨下壹寸。凡五處。各三壯。同上

臍上下　小兒顖陷。灸臍上下。各半寸。千金又療黃疸。當灸臍上下兩邊。各壹寸半。一百壯。外臺引崔氏

鳩尾骨穴　小兒顖陷。灸臍上下及鳩尾骨端。各一壯。千金漏灸鳩尾骨下宛宛中。七十壯。同上又少年房多短氣。灸鳩尾頭。五十壯。同上

按醫學綱目。引田氏云。胸下骨尖上。灸三壯。主小兒疳瘦。

身交　胞落頽。灸身交。五十壯。三報之。臍下橫文中。千翼

遺道　遺溺。灸遺道。俠玉泉。伍寸。千金

按千金翼。作遺尿鍼遺道入二寸。補之灸隨年壯。

腸遺　俠玉泉相去各貳寸。千金

按寶鑑。作腸達。千金翼作貳寸半。類經從之。

玉泉　男陰卵大㿉病。灸玉泉百壯。報之。穴在屈骨下陰以其處卑多不灸之。及泉陰穴。亦在其外。千金

腰痛小便不利。苦胞轉。灸玉泉七壯。穴在關元下壹寸。大人從心下度取搦寸。是玉泉穴。小兒斟酌以取之。同上

按玉泉。與中極。同名異穴。

泉門　婦人絶嗣不生。漏赤白。灸泉門十壯。三報。穴在橫骨當陰上際。千金

按千金翼。作漏下。

泉陰　陰卯偏大癩病。灸泉陰百壯。三報。在横骨邊。千金

按邊字上。當有兩字。千金翼。邊下有參寸二字。千金又曰。癩病。灸横骨兩邊二七壯。俠莖是。蓋指此穴。類經。邊作旁。

尿胞　一名屈骨端。千金見曲骨下。

金門千金　見會陰下。

按與四肢部金門。同名異穴。

羊矢　氣衝外壹寸。入門會陰旁參寸。股內横文中。按皮肉間。有核如羊矢。類經

按入門入足厥陰經。

蘭門　曲泉兩傍各參寸。大全　歸來下莖根毛內傍伍寸。小學　毛際玉莖傍開貳寸。鍼入貳寸半。主治木腎紅腫。如升大不痛。醫綱

按寶鑑曰。蘭門在玉莖傍貳寸。治疝氣衝心欲絕。

男陰縫　一名鬼藏。按陰反向上灸。治馬黃黃疸等病。若女人玉門十三鬼穴。並千金翼。有頭字。是穴男女鍼灸無在。千金

按千金風癲篇灸陰囊縫三十壯。令人立以筆正注當下已。卧核卵上灸之。勿令近前中卵核恐害陽氣也。又十三鬼穴陰下縫。風癲篇囊下縫卽是。

醫學綱目曰。小兒偏墜。若非胎中所有。在後生者。於莖中腎囊前。中間。弦子上。灸七壯。立愈。此法相似。在囊前縫上。

關門 玉莖。傍貳寸。鍼入二寸半。灸二七壯。主治疝氣衝心欲死。醫綱

鬼門 牛鈞。弄舌撮口。灸鬼門。穴在乳下一麥粒。七壯。幼幼新書

按與十三鬼穴鬼門。同名異穴。

氣衝 一名氣中。醫綱 氣衝。在氣海。傍。各壹寸半。鍼入二寸半。灸五十壯。主治腹痛腸鳴。又名氣中。主治婦人血溺氣喘。醫綱

按與胃經氣衝同名異穴。千金曰、失欠頰車蹉、灸
背第五椎一日二七壯。滿三日不差、灸氣衝二百
壯。胸前喉下甲骨中是。亦名氣堂。此氣衝亦是異
穴。說既見。

水分　在水分、傍各壹寸半。鍼二寸半。灸五十壯。主
治單蠱脹氣喘。醫綱

食倉　食關　治脾胃。在中脘、傍寸半位。小學

血門　血門中脘傍參寸。小學

神庭　在龜尾。註曰。一作鳩尾、下伍分。脉經

水道　三焦膀胱腎中熱氣。灸水道。隨年壯。穴在俠
屈骨、相去伍寸。千金　屈骨在臍下伍寸屈骨端水道

俠兩傍各貳寸半。千翼
按屈骨、橫骨之一名。說既見水道與腹部三行水道。同名異穴。宜合考。

囊底 一名海底 醫綱 陰囊十字紋中。大成
按千金曰。若眼反口噤。腹中切痛。灸陰囊下第一橫理十四壯。灸卒死亦良。蓋此穴綱目奇效良方等。皆云。治陰中濕痒。外腎生瘡。小腸疝氣。小兒疝卵偏重。

龍門 婦人胞落頹。灸龍門二十壯。三報。在玉泉下女人入陰內外之際。此穴畀今廢。不針灸。千金 陰中上外際。千翼

按玉泉見上非中極之一名千金曰婦人遺尿不知出時灸横骨當陰門七壯

陰莖卒癩灸陰莖上宛宛中三壯得小便通即瘥千金治卒癩牽陰頭正上灸莖頭所極又牽下向穀道又灸所極又牽向左右髀直行灸莖所極同上當尿孔上是穴千翼又灸陰莖頭三壯千金

按千金又曰凡男癩當騎碓軸以莖伸置軸上齊陰莖頭前灸軸木上隨年壯此他灸法多多不襍錄

冲門　去大横伍寸在府舍下横骨端約中動脉外科大成

水户醫官篠本恭　子寛
水户　岡　善　淵夫
門人　　　　同校
水户　石井潤　子德
水户　木内成文　叔斐

經穴彙解卷之七

經穴彙解卷之八目次

奇穴部第十二

四支第四

神授　手心

交脈　高骨

金門　劍巨

肘尖　衝陽

硯子骨　天心

橫文　板門

靠山　威靈

一扇門　二扇門

精靈　二人上馬

外勞宮　一窩風

鬼城十宣　十指頭

膝眼四穴膝目鬼眼　關儀

營池四穴陰陽　陰陽

環谷　風市

膝下　膝外

女膝丈母女婿女須　巨陽

足太陽鬼路　腎系

華佗　足大指節横理

承命　少陽維

大陰蹻　大陰

厥陰　八風八穴

氣端　八衝

胡脈　肋户

食門　曲尺

扁鵲十三鬼穴　脚氣八處灸穴

經穴彙解卷之八

水戶侍醫　南陽　原昌克子柔　編輯

奇穴部第十二

四支第四

髀石子頭　還取病人手自捉臂從腕中大澤文向上一夫接白肉際灸七壯。治馬黃黃疸等病。千金

按髀。千金翼作臂。澤作淵。是也。

河口　腕後陷中動脈。千金

按千金翼。作手腕後。陷中動脈。此與陽明同類經曰。按此當是手陽明陽谿之次。千金曰。心痛。灸臂腕横文三七壯。又曰。治丁瘡掌後横文後五指男

左女右七壯。即瘥。已用得効。丁腫灸法雖多。然此
一法甚驗。出意表也。此二處亦似河口。
地神　治自縊死。灸四肢大節陷。大指本文。名曰地
神。灸七壯。千金
虎口　心痛。灸兩虎口。白肉際七壯。千金
按千金翼曰。治煩熱頭疼。刺虎口。
飛虎　即童門穴也。又云是支溝穴。以手於虎口一
飛中指書處。是穴也。大全
按此穴。闕其詳。詳于支溝條。
大骨空　手大指第二節前尖上。屈指當骨節中灸
二七壯。主治內障久痛。及吐瀉。類經中節上。屈指當

骨尖陷中。大成 禁鍼。類經

按醫學綱目。灸九壯。以口吹火滅。千金翼曰。脾風占候言聲不出。或手上下。灸手十指頭。次灸人中大椎。兩耳門前脉。去耳門上下行壹寸。次兩大指節上下六穴。各七壯。

小骨空 手小指二節尖上。大全

按玉龍賦曰。治眼爛。能止冷淚。醫學綱目曰。灸七壯。亦吹火滅。千金翼曰。喉痺。針兩手小指爪文中。出血三大豆許。即愈。左刺左。右刺右。此處相近。

拳尖 中指本節前骨尖上。握拳取之。類經

按千金曰。風瞖患右目。灸右手中指本節頭骨上。

五壯。如小麥大。左手亦如之。千金翼曰。牙疼。灸兩手中指背第一節，前有陷處。七壯。下火立愈。

中魁　手中指第二節前骨尖上。屈指得之。又曰。在手腕中，上側。兩筋間陷中。灸二七壯。蓋此以陽谿言也。觀者辨之。主治五膈。五噎。類經　宛宛中。金鑑

按千金翼曰。牙齒疼。灸兩手中指背第一節。前有陷處。七壯。下火立愈。大成曰。治五噎反胃吐食。可灸七壯。宜瀉之。又陽谿二穴。亦名中魁。

中泉　手腕外間。陽池陽谿中間陷中。類經

五虎四穴　手食指。無名指。背間。本節前骨尖上。各一穴。握拳取之。類經

按奇效良方曰。手食指及無名指第二節骨尖。握拳得之。治五指拘攣。可灸五壯。

二白四穴掌後橫紋上肆寸。手厥陰脈兩穴相並。一穴在兩筋中。一穴在大筋外。針三分。瀉兩吸。主治痔漏下血。裏急後重。或痒或疼。醫綱即郄門也。在掌後橫紋中直上肆寸。一手有二穴。一穴在筋內兩筋間。即間使後壹寸。一穴在筋內與筋內之穴相並。大成

四關四穴即兩合谷兩大衝是也。大成

按關呉丈炳作開。奇效良方。大衝作行間。

龍玄　側腕交叉脈。神應兩手側腕。叉紫脈上。大成

按醫學綱目。作在列缺上青脉中。灸之主治下牙疳

龍虎　側腕紫脉中。小學

按醫經小學曰。龍虎側腕紫脈中。滿口牙疼灸七壯。恐是龍玄。然不可攷。暫記。

四縫四穴　手四指内。中節。是穴用三稜鍼出血治小兒猢猻勞等証。大成

神授　牙癰。灸神授二七壯。隨人大指上直去骨罅處。起用患人手一跨。癰疽神秘灸經

手心　犬癇之爲病。手足拳攣。灸兩手心。一壯。千金　灸黄。手心中七壯。千翼　療卒死。令人痛爪其人人中取

醒不起者。捲其手灸下文頭。隨年壯。（外臺）

交脉　卒中風。灸手交脉。三壯。左灸右。右灸左。其炷如鼠屎形。横安之兩頭下火。（千金）短氣不得語。灸小指第四指間交脉上七壯。（同上）齒疼。灸外踝上高骨前交脉上七壯。（千翼）

高骨　掌後寸部前五分。針一寸。灸七壯。治手病。（大成）

金門　瘰癧之發於項後耳之間。累累如貫珠者。是也。法當灸金門二壯。掌後叁寸半是穴。（外科大成）

劍巨　馬刀之發在耳後。侵入髮際。微腫堅硬如石。甚者。引項痛也。當灸劍巨二七壯。在掌後叁寸。（外科大成）

肘尖

忤注。灸手肘尖。隨年壯。千翼治瘰癧。左患灸右右患灸左。如初生時。男左女右。灸風池。入門肘骨尖上。屈肘得之。大成肘尖端處。金鑑

按千金腸癰篇曰。屈兩肘。正灸肘頭銳骨。各百壯。下膿血。即瘥。千金翼曰。灸手肘尖。註曰。一作文外科大成曰。取穴令患者端坐。叉手平胸。肘後突出尖骨是灼艾。人須立於患人後。因穴在後面內側小尖骨尖。以指按之。患處酸麻者。是真穴。此乃大肘尖之傍。小肘尖。仰手與小指對直者。是也。按此骨尖。小指即麻為驗。此穴與肩尖穴。多不取。不真。惟此取法最確。故重表而出之。宜珍之。勿忽。今按

恐是少海穴。

衝陽　肘外屈橫文外頭。千翼

按千金翼註曰。是曲池穴。衝陽在足趺上伍寸。外臺同。外科全書曰。足八邪。足左右五指岐骨間。各有四穴。其衝陽穴亦可刺。在足背對中指近曲處。左右亦同。叢向名異穴也。千金曰。狂走刺人。或欲自死。罵詈不息。稱神鬼語。灸兩肘內屈中五壯。又治五尸。灸手肘文隨年壯。千金翼曰。呀嗽。灸兩屈肘裏大橫文下。頭隨年壯。又丁腫。在左灸左臂曲肘文前。取病人三指外。於臂上處中灸之兩筋間。從不痛至痛。腫在右從右灸。不過三四日瘥。此他

散見諸篇主治部中詳之

硯子骨　豌豆瘡。灸兩手腕硯子骨尖上三壯。男左女右。千金○頭註曰。硯。明板。作睍。硯子骨。未詳何處。硯。千金翼。作研。無異義。

天心　乾捌寸許。秘旨

按文不解所圖在勞宮內傍。

橫文　掌盡處橫文。指至中指尖。主吐。秘旨

按千金曰灸掌後橫紋後五指。男左女右。七壯。即瘥。已用得效。丁腫灸法雖多。然此一法甚驗。出於意表也。

版門　大指節下五分。治氣促氣攻。版門推向橫文主吐。橫門。門。疑是紋字。推向版門主瀉。秘旨

靠山　大指下。掌根盡處。踠中。能治瘧疾痰壅。秘旨
按。踠。當作腕。千金翼曰。轉筋。在兩臂及胸中。灸手掌白肉際。七壯。

威靈　虎口下兩傍。岐有圓骨處。遇卒死症。掐即醒。有聲則生。無聲則死。秘旨

一扇門　二扇門　中指兩傍。夾界下半寸。是穴。治熱不退。汗不來。掐此即汗如雨。不宜太多。秘旨

精靈　四指五指。夾界下半寸。治痰壅氣促氣攻。秘旨

二人上馬　小指下裏側。對兌邊是穴。治小便赤澁。清補腎水。秘旨
按千金曰。短氣不得語。灸小指第四指間。交脉上。

七壯。

外勞宮指下。正對掌心。是穴。治糞白不變。五谷不消。肚腹泄瀉。秘旨

一窩風掌背根。盡處。婉中。治肛痛。極效。急漫驚風。

又一窩風。掐至中指尖。主瀉。秘旨

按。婉當作腕。

鬼城千金一名十宣良方邪病大喚。罵詈走。灸十指端。去爪壹分。千金在手十指頭上。去爪甲角壹分。每一指各一穴。兩手共十穴。故名十宣。治乳蛾。用三稜針出血。則効。良方

按千金曰。治卒忤死。灸十指爪下。各三壯。蓋同處。

十宣大成。良方等所說。乃鬼城也。今移入一名。

十指頭　短氣不語。灸手十指頭。合十壯。千金　脾風占

候。聲不出。或上下手。當灸手十指頭。同上

按。合。外臺。作各是也。

手足陽明　千金

手足十指頭　手足陽明。謂人四指。凡小兒風病。大

動手足。掣瘲者。盡灸手足十指端。又灸本節後。千金

按。外臺引備急方云。療卒死而張目反折者。灸手

足兩爪甲後。各十四壯。

手大指節理　灸黃法。屈大指節理。各七壯。千翼

按。外臺引肘后云。卒心腹煩滿。灸兩手大拇指內

邊。爪後第一文頭各一壯。又千金曰。脾風占候聲不出。或上下手灸兩大指節上下各七壯。又曰。治目卒生瞖灸大指節横文三壯。左灸右右灸左。資生曰。小兒雀目。夜不見物。灸手大指甲後壹寸。内廉横文頭白肉際各一壯。醫學綱目引摘玄曰。喉痹頷腫如升。水粒不下。手大指背頭節。三稜針刺之出血。以上所説。大低似同處。蓋取奇穴者。無定論。臨機應變。其巧拙各分。蓋古人之治理。不必拘拘。

大拇指頭　五尸。灸兩手大拇指頭。各七壯。千金

按千金又曰。水通身腫。灸兩手大指縫頭。七壯。

八邪八穴（大成）一名八關（醫綱）在手五指岐骨間左右各四穴（大成）

大都二穴　在手大指次指虎口赤肉際握拳取之（大成）

按良方曰治頭風牙疼類經曰治虛勞一法取手掌中大指根稍前肉魚間近內側大紋半指許外與手陽明合谷相對處按之極痠者是穴此穴同長強各灸七壯甚妙更按此穴與大指節理宜合考

上都二穴　在手食指中指本節岐骨間握拳取之（大成）

中都二穴　一名液門在手中指。無名指本節岐骨間。(大成)

按少陽經液門。同名下都一名中渚。亦少陽經之穴名。

下都二穴　在手無名指。小指本節後。岐骨間一名中渚也。中渚之穴。在液門下伍分兩手八穴。故名八邪。(大成)○良方曰。以上三穴。治手臂紅腫。

按醫學綱目引潔古曰。眼痛睛欲出者。須八關大刺十指出血即十指縫。今移入八邪之一名五雲抄。又載八關即八邪刺瘧篇云。諸瘧而(千金作血)脉不見。刺十指間出(千翼作見)血。血去必已。千金引此文且曰。先視身之赤如小豆者盡取之。八邪八關之名。

古典不載。大成所說主治同良方。

三門 一名少骨。手次指本節後內側陷中。治蜂窩疽。（外科大成）

鬼眼四穴 手大拇指去爪甲角。如韭葉。兩指並起。用帛縛之。當兩指歧縫中是穴。又二穴在足大趾。取穴亦如在手者。治五癎等症。當正發時灸之。大效。（良方）

按醫燈續焰曰。足大拇指。離爪甲一韭葉許名鬼眼穴。金鑑曰。鬼眼在足兩大指內。去爪甲如韭葉許。此二說不說手鬼眼。又有鬼哭穴。其法亦同。蓋

奇穴隨意命名頗致紛煩

鬼哭　治鬼魅。狐惑恍惚振禁。以患人兩手大指相並縛定。用艾炷於兩甲角及甲後肉四處騎縫着火灸之。則患者哀告我自去為効。入門

按千金曰。治卒中邪魅恍惚振禁。灸鼻下人中。及兩手足大指爪後甲本。令艾丸半在爪上。半在肉上。七壯不止。十四壯。炷如雀屎大。千金翼曰野。十全無字野狐魅。合手大指。急縛大指。灸合間二七壯。當狐鳴而愈。外臺引備急方曰。卒死而口禁不開者。縛兩手大拇指。灸兩白肉中二十壯。蓋皆同處。資生引秦承祖。而共無鬼哭之名。

手五冊　手髓孔

足五冊　足髓孔

灸手五冊。次灸手髓孔。次灸手少陽。次灸足五冊。次灸足髓孔。千金偏風篇。灸猥退風半身不遂法。先灸天窻云云。次手髓孔。腕後尖骨頭宛宛中。次手陽明大指奇後。次脚五冊屈兩脚膝腕文。次脚髓孔。足外踝後壹寸。千翼癲狂二三十年者灸天窻云云。次足五冊。同上

按五冊髓孔。其法不詳。未見他籍載之。

手太陽　手小指端。灸隨年壯。治黃疸。千金苦心下急熱痺。小腸內熱。小便赤黃。刺手太陽治陽在手第

二指本節後壹寸。動脉千翼鼻中擁塞。針手太陽入

三分。在小指外側後壹寸。白肉際。宛宛中。上同

按第二指者。食指也。凡手十指各有灸刺穴。拳尖。

中魁。大小骨空。既舉之綱目曰主治困睡多無名

指第二節尖。灸一壯。屈指取之。千金曰一切病食

疰。灸手小指頭。隨年壯。男左女右。又曰男癩。灸手

季指端七壯。病在右可灸左。左者灸右之類。不可

枚舉。凡無名稱者。詳載于主治部中。足趾亦同。但

如大拇指頭。十指頭。雖非穴名。舉其一二。使後學

知每指有刺灸之穴而已。

奪命聚英一名惺惺。入門一名蝦蟆。醫綱手膊上側。筋骨陷

中。聚英 曲澤上壹尺。醫綱 禁灸。醫綱

按聚英引劉宗厚曰暈鍼奪命穴救之男左女右。取之不回。却再取右。女亦然。此穴正在手膊上側筋骨陷中。蝦蟆兒上。自肩至肘。正在當中。註曰。劉氏止言奪命穴而不言何經何絡。今按此穴分是肺大腸脉分。而古亦無奪命穴。醫學綱目曰在曲澤上壹尺。針入三分。主治氣昏暈。東醫寶鑑作目昏暈入門曰。針暈者。神氣虛也。不可起針。以針補之。急用袖掩病人口鼻回氣。內與熱湯飲之。即甦良久再針。甚者針手膊上側筋骨陷中。即蝦蟆肉上惺惺穴。或三里。即甦。若起針。壞人。綱目又曰直兩乳頭。以篾量過。當兩臑脈絡上灸之臑絡脉。俗呼為蝦蟆穴也。主治紫白癜風。按奪命。惺惺蝦蟆。三名。共是同穴。今併名為一項。或傳小兒丹毒治法其法以口吮臑膊上久而滿口皆血甚良蓋是奪命穴也。

鶴頂 膝蓋骨尖上。灸七壯。主治兩足癱瘓。兩腿無力。醫綱

脚後跟 白肉後際。鍼灸隨便。治馬黃黄疸。寒暑。諸毒等病。千金

按外臺引救急方。曰霍亂轉筋。灸足跟後黑白肉交際。當中央。千金曰。腰痛灸脚跟上橫文中白肉

際。十壯。良。

漏陰　女人。漏下赤白。四肢酸削。灸漏陰。三十壯。穴。在內踝下五分。微動脚脉上。千金

按千金翼。無脚字。

膝眼四穴千金　一名膝目外臺　一名鬼眼金鑑　膝頭骨下兩傍陷者。宛宛中是。千金　膝蓋下兩邊。外臺　膝前。大全　禁灸。資生

按大全。作膝根。誤。金鑑曰。膝蓋骨下。胻骨上陷中。千金。八種灸法。有膝眼穴。曰脚氣初得脚弱。使速灸之。

關儀　女人陰中痛。引心下及小腹。咬痛。腹中五寒。

灸闌儀百壯。穴在膝外邊上壹寸。宛宛中是。千金

按五寒。恐有訛謬。蓋五臟寒之言歟。

營池四穴 一名陰陽。女人漏下赤白。灸營池四穴三十壯。穴在內踝前後兩邊池中脉上。千金

按千金翼作池上脉。

陰陽 女人漏下赤白泄注。灸陰陽隨年壯。三報。穴在足拇趾下屈裏表頭白肉際是。千金横文兩傍乃陰陽二穴。就橫文上以兩大指中分望兩傍抹爲分陰陽。治肚腹膨脹泄瀉二便不通臟腑虛並治。秘旨

按千金翼同。秘旨不言足大指者。蓋遺脫也。

環谷 靈樞

按出于四時氣篇。説見下。

風市 兩髀外可平倚垂手直掩髀上當中指頭。大筋上捻之自覺好。可令病人起正身平立。垂兩臂直下舒十指掩着兩髀便點當手中央指頭髀大筋上是灸之百壯。多亦任人。輕者不可減百壯。重者乃至一處五六百壯。勿令頓灸三報之。千金 平立垂手當中指頭。髀兩筋間是。外臺 外膝上柒寸外側兩筋間。類經 從環跳下行膝上外廉。金鑑

按四時氣篇曰。徒疢。先取環谷下參寸。以鈹鍼鍼之。馬蒔曰。按各經無環谷穴。止足少陽膽經有環

跳穴今曰参寸意者風市穴乎外臺曰黄帝三部鍼灸經無風市二穴此處恐是環跳風市疑其別名未詳所出本事方曰風市即中瀆在髀骨外膝上五寸分肉間陷中並非千金曰尿牀垂兩手兩髀上盡指頭上有陷處灸七壯是指風市

膝下姙娠三月灸膝下壹寸七壯千金轉筋脛骨痛不可忍灸膝下廉横筋上三壯同上

按千金翼作屈膝下廉

膝外 灸癧瘍法五月五日午時灸膝外屈脚當文頭隨年壯兩處灸一時下火不得轉動千金翼

女膝 一名丈母一名女須一名女婿癸辛雜識足跟後

同上

按周密癸辛雜識曰。劉漢卿郎中。患牙槽風。久之頷穿。膿血淋漓。醫皆不效。在維陽。有丘經歷益都人。妙鍼法。與漢卿鍼委中及女膝穴。是夕膿血即止。旬日後。用此法。頷骨蛻去。別生新者。其後又張師道。亦患此證。復用此法鍼之。而愈。殊不可曉。丘嘗治消渇者。以酒酵作湯飲之而愈。皆出於意料之外。委中穴在腿瞅中。女膝穴在足後跟。俗言丈母腹痛。灸女壻脚後跟。乃姅而至。此亦女膝是也。然灸經。無此穴。又云女須穴。

巨陽　腰痛。灸足巨陽七壯。巨陽。在外踝下。千金

足太陽　一名鬼路。胞衣不出。刺足太陽。入四分在外踝後壹寸。宛宛中。千金 身重腫。坐不欲起。風勞脚疼。灸尺太陽。五十壯。鍼入三分。補之。千翼

按巨陽。太陽。共是同義。然不可合以爲一。並存以備後考。千金曰。狂癲鬼語。灸足太陽。四十壯。千金翼曰。足太陽。名鬼路。千金。十三鬼穴。鬼路。註曰。申脉。足太陽。蓋申脉歟。千金翼。尺字。恐足之誤。

腎系　消渴小便數。陰市二處在膝上當伏兎上行參寸。臨膝取之。或三二列。灸相去壹寸。名曰腎系者。註曰。黄帝經云。伏兎下貳寸。千金

華佗　療男子卒疝。陰卵偏大。取患人足大指。去爪

甲伍分。内側白肉際。明堂

按千金曰。癰腫。灸兩足大拇指奇中立瘥。又老人

小兒。大便失禁。灸兩脚大指。去甲壹寸三壯。又灸

大指奇間。各三壯。程敬通曰。奇間當是岐間。資生

作岐是也。千金又曰。瘍瘡。灸足大指奇間二七壯。

又大人小兒。癰腫。灸兩足大拇趾奇中立瘥。仍隨

病左右大抵似華佗穴。

足大指節横理千金

按詳于大敦。

承命　狂邪驚癇病。灸承命三十壯。千金

按穴註。詳于三陰交。

少陽維　内踝後壹寸。動筋中是。外臺

按筋。當作脉。

大陰蹻　内踝下向宛宛中是。外臺

大陰　内踝上壹夫。千金

按此穴。治癩疝。名太陰者。一載中都。一載三陰交。又千金翼曰。婦人逆産。足出。針足太陰。入三分。足入乃出。針穴在内踝後白肉際陷骨宛宛中。又外臺曰。太陰二穴。在内踝上捌寸。骨下陷中是。指地機。邪。宜與三陰交條。併考。外臺又曰。黄帝三部鍼灸經。並銅人腧穴經。並無少陰維。太陰。太陰蹻。三穴名。

厥陰　治卒癩。灸足厥陰。在左灸右。在右灸左。三壯。

在足大趾本節間。千金

按是蓋指大敦穴也。

八風八穴大成一名八邪。外科全書足五指岐骨間。兩足共八穴。故名八風。

按靈樞曰。五指間各一。凡八痏。足亦如是。乃是手八邪。足八風。之祖。外科全書曰。足八邪。足左右五指岐骨間。各有四穴。其衝陽穴亦可刺。在足背。對中指近曲處。左右亦同。嘗攷針經。在足。又名八風穴。衝陽穴既見。宜合考。

氣端千金

八衝 足十趾去指，奇壹分。兩足。凡八穴。曹氏名曰八衝。極下氣有效。其足十趾端，名曰氣端。日灸三壯。並大神要其八衝。可日灸七壯。氣下即止。千金

按外臺。引蘇恭曰。若脚十指。酸疼悶。漸入趺上者。宜灸指頭正中甲肉際三炷，即愈。千金翼。作足十指奇端去奇一分。

八會 狂走易罵。灸八會。隨年壯。穴在陽明下伍分。千金

獨陰 大成 一名獨會。小學 足三指下橫文。灸外腎腫。平 小學 足趾下橫紋中。類經 足第二指下。大成

按大全曰。婦人產難不能分娩獨陰即至陰穴。類

經曰。即至陰穴。當是足小指也。未詳孰是。皆主治
小腸疝氣。心腹痛。乾嘔吐。女人經血不調。死胎胞
衣不下。又醫學綱目有獨陰穴。在足四指間。灸三
壯。主治月經不調。又醫經小學曰。獨會。在足二指
下横紋中間。又治産難。獨陰。獨會。蓋同穴也。

内踝尖　足内踝骨尖　大成

按千金曰。若筋急。不能行者。内踝筋急。灸内踝上
四十壯。外踝筋急。灸外踝上三十壯。立愈。又曰癥
瘕。灸内踝後宛宛中。又諸惡漏。中冷。息肉。灸足内
踝上。

外踝尖　卒淋。灸外踝尖七壯。千金　重舌。灸外踝上三

壯。同上外踝尖上參寸。類經

按內外踝上。針灸多效。千金。外臺。所載。極多。詳于主治部中而有言白肉際。青脉上交脉。又踝上容爪甲者。幼幼新書曰。騰釣不熱。乳食尋常。多睡。眼不開。灸足踝上肆寸。男內踝女外踝各三七壯。綱目引東陽曰。治久漏瘡足內踝上壹寸灸三壯至六壯。

通理　足小指上貳寸。主婦人崩中。及經血過多鍼入二分。灸二七壯。寶鑑

大趾甲下　尸厥而死。脈動如故。刺大趾甲下內側。去甲參分。千金

按千金又曰。扁鵲云。卒中惡風。心悶煩毒。欲死。急灸足大趾下横文。隨年壯。立愈。今按大趾甲下。十三鬼穴中。鬼壘也。指隱白。

髖骨　膝蓋上。梁丘傍。外開壹寸。類經　髀樞中。垂手取之。大成　梁丘兩傍。各開壹寸伍分。兩足共四穴。大成

按三說不同。又小學有腕骨。

腕骨　腕骨四穴、梁丘傍。各開寸半腿痛。小學

按與髖骨同處。髖腕。若有一誤。

跨骨　即梁丘穴也。大成

維會　足外踝上參寸。此即玉泉穴也。大成

按楊繼洲曰。此兩解不可俱屬經外奇穴並存以俟知者。

前承山　小兒望後跌。將此穴久掐久揉有効。秘旨

按無穴註。而所圖在腨前對承山處。

鞋帶穴　小兒望後仰。掐此。秘旨

按無穴註。而所圖在跗上外臺引文仲曰。療傳屍立脚於繫鞋處橫文以手四指於文上量脛骨外逼脛當四指中節按之有小穴。取一綫麻刮令薄。以此麻緩繫上灸令麻纏斷男左女右。患多瘥。

鼠尾　瘰癧穴法。用草一莖男比左手女比右手中節橫紋攢量過四肢紋盡處比交折斷將至絲螺

骨尖中。比至脚后惣筋中是穴。鼠尾左灸左右灸

右俱有俱灸一年五壯。年深多灸又曰。二鼠尾。在

手臂上大肉處。是穴。瘡瘍經驗全書。

内崑崙　治脚轉筋。鍼内崑崙穴。在内踝後陷中。入

六分。氣至瀉之。千金翼

按千金翼又曰。少腹堅大。如盤盂。胸腹中脹滿。飲

食不消。婦人癥聚瘦瘠。灸内踝後宛宛中。隨年壯。

上崑崙　資生

下崑崙　上崑崙。針伍分。下崑崙。外踝下壹寸。大筋

下。資生引明堂。

按資生曰。明堂有上崑崙。又有下崑崙。銅人只云

崑崙而不載下崑崙豈銅人不全耶抑名不同。未可知也。但上經云。內崑崙在外踝下壹寸下經曰。內崑崙在內踝後伍分未知其孰是予謂既云內崑崙則當在內踝後矣。下經之穴爲通上崑崙在外踝故也。

伏鬼

腓腸

鹿溪

按右三穴。千金。驚癇篇。足部十四處。灸穴下。載之未詳其處。

慈門千金

按千金曰。悲泣邪語。鬼忙歌哭。灸慈門三十壯。千金翼曰。狂邪鬼語。灸慈門五十壯。

下滿　千金筋極篇。千翼轉筋條。

大幽　千金風癇篇。千金翼同。

胡脉　千金翼雜療篇。

肋戶　犬癎之爲病。手足拳攣。灸兩手心一壯。灸足太陽一壯。灸肋戶一壯。千金

食門　出外臺飲郄註。

按以上六穴。無註解。未詳其處。

曲尺　小品方曰。在一脚趺上脛之下。接腕曲屈處。對大指岐。當踝前。兩筋中央陷者中是也。醫心方

扁鵲十三鬼穴

鬼宮　鬼信　鬼壘　鬼心　鬼路　鬼枕　鬼牀
鬼市　鬼路　鬼堂　鬼藏　鬼臣　鬼封

千金方曰、凡百邪之病源。起多塗。其有種種形相。示表癲邪之端。而見其病。或有默默而不聲。或復多言而謾說。或歌。或哭。或吟。或笑。或眠坐溝渠噉食糞穢。或裸形露體。或晝夜遊走。或嗔罵無度。或是蜚蠱精靈。手亂目急。如斯種類。癲狂之人。今鍼灸與方藥並主治之。凡占風之家。亦以風為鬼斷。

千翼凡下
無十字。

扁鵲曰。百邪所病者。針有十三穴也。凡針之體。先從鬼宮起。次針鬼信。便至鬼壘。又至鬼心。未必須併鍼止五六穴。即可知矣。若是邪蠱之精。便自言說論其由來。往驗有實。立得精靈。未必須盡其命。求去與之。男從左起針。女從右起針。若數處不言。便偏穴〔千翼作遍而無穴字〕針也。依訣而行針灸等處。並備主之〔千翼以下無五十字〕。仍須依掌訣捻目治之。萬不失一。

黃帝掌訣。別是術家祕要。縛鬼禁劫五嶽四瀆山精鬼魅。並悉禁之。有目在人兩手中十指節間。第一針人中。名鬼宮。從左邊下針。右邊出。第二針手大指爪甲下。名鬼信。〔即少商〕入肉三分。第三針足大趾爪甲下。名鬼壘。〔千翼有五指皆針四字。即隱白。〕入肉二分。第四針掌後橫文。名鬼心。入半寸。〔註曰。即大淵穴也。千翼寸作解。〕第

五針外踝下白肉際。足太陽。名鬼路。火針七鋥。鋥
三下。註曰。即申脈穴也。第六針大椎上入髮際壹寸。名鬼
枕。即風府。火針七鋥。鋥三下。第七針耳前髮際宛宛
中。千翼無上七字。耳垂下伍分。名鬼牀。即頰車。火針七鋥。鋥
三下。第八針承漿。名鬼市。從左出右。第九針手橫
文上參寸。兩筋間。名鬼路。註曰。即勞宮穴也。千翼有此名間使四字。第
十鍼直鼻上入髮際壹寸。名鬼堂。火針七鋥。鋥三
下。註曰。即上星穴也。第十一針陰下縫。灸三壯。女人即玉
門頭。名鬼藏。第十二鍼尺澤。橫文外頭。千翼作橫文中。肉外
兩頭。文接白肉際。名鬼臣。火針七鋥。鋥三下。註曰。此即曲池
穴也。第十三針舌頭壹寸。當舌中下縫。刺貫出舌上。

名兔封仍以一板横口吻安針頭令舌不得動已
前若是。手足皆相對。針兩穴。若是孤穴即單針之。
按千金翼之文。大同小異或語句上下而其意同
者不註。

脚氣八處灸穴

千金曰。凡脚氣初得脚弱。使速灸之並服竹瀝湯
灸訖。可服八風散無不瘥者。惟急速治之若人但
灸。而不能服散服散而不灸。如此者。半瘥半死。雖
得瘥者。或至一二年復更發動。覺得便依此法速
灸之及服散者。治十十愈。此病輕者。登時雖不即
惡治之不當。根源不除。久久期於殺人不可不精

以爲意。

初灸風市　次灸伏兔千翼無灸字下同

次灸犢鼻　次灸膝兩眼千翼作膝目。

次灸三里　次灸上廉　次灸下廉

次灸絕骨

凡灸八處。第一風市，穴可令病人起正身平立垂兩臂千翼作手。直下舒十指，掩著兩髀便點，當千翼無當字手中央千翼無央字無指頭髀大筋上是千翼無是字灸之百壯。多亦任人四字。千翼作逐輕重灸之輕者不可減百壯，重者乃至一處五六百壯，勿令頓灸，三報之佳。第二千翼無勿以下十字。伏兔穴，令病人累夫端坐，以病人手夫掩横（千翼作横掩。）膝上夫下傍。與曲膝頭齊。上傍。側夫際。當中央是。灸百壯。亦可五十壯。第三犢鼻穴。在膝頭蓋骨上際。外骨邊（骨邊。千翼作角。）平處。以手按之得節解則是。一（千翼有法字。）云。在膝頭下近外三骨箕踵中。動脚以手按之得窟解是。灸之五十壯。可至百壯。第四膝眼（千翼作目。）穴。在膝頭骨下兩傍陷者宛宛中。是。（千翼有灸百壯之三字。）第五三里穴。在膝頭骨節下壹夫附脛骨外是。一（千翼有法字。）云。在膝頭骨節下參寸。人長短大小。當以病人手夫度取灸之。百壯。第六上廉穴。在三里下壹夫。亦附脛骨外是。灸之百壯。第七下廉穴。在上廉下壹夫。一云。（二字。千翼作亦字。）附脛骨外。是灸之百壯第八絶骨穴。在脚外踝上壹夫。亦云。肆寸是。千翼。有灸百壯之三字。凡此諸穴千翼無穴字灸。不必一頓灸盡壯數。可日日報灸之。三日之中。灸令盡壯數為佳。凡病一脚則灸一脚。病兩脚則灸兩脚。凡脚弱病。皆多千翼。皆多作多著。兩脚。又一方云。如覺脚惡。千翼作異。下同。便灸三里。及絶骨。各一處。兩脚惡者。合四處。千翼作穴。灸之。多少隨病輕重。大要雖輕不可減百壯。不瘥。速以次灸之。多多益佳。

按八穴。皆冠第幾之二字。為次千金翼。無諸穴既有本條。宜參考。

水戶醫官楊　元貞子幹

常北　丹彝　叔承

門人　同校

江都　大內陽　春卿

水戶　小田文卿　子章

門人大谷彰年六十七全

部八卷不假靉靆鏡書之

經穴彙解卷之八畢

南陽原玄璵先生著述目録

經穴彙解 八巻
兪穴の誤を訂し悉古書に徴し頭面腹背手足へ分ちて以圖を加へ流注の一巻は一經切に別圖を記し奇穴二巻は諸書に出たる紙あるもの四花患門の圖を記す

瘈狗傷考 一冊
病犬喰ひ療治の事を記し附録には鼠喰蛇喰其外諸毒虫刺經驗の秘方を載す

叢桂偶記 二巻
仲景の事跡を考へ諸書へ出つる者を集め廣東人参伊吹艾の考へ病疫のもの八丈島へ流行の事痘瘡神の考病名儒書に考合せ傷寒の名義等くはしく記す

砦草 一冊
戰場にて急卒の病金瘡打身不死の者まで救ふべき心得又旅行其外の病難にて貯ふべき藥方素人にても製する事を易き秘方を記

解毒奇功方 一冊
諸家の妙薬秘方用て経験あるものを多年あつめ置きしを爲後丸散の類を分ち載せ醫家必一本を備へて濟生の助けとなすべし

嘉永七年甲寅初春再刻

發行
書林

京都三條通富小路東入 須原屋平左衛門
大坂心齋橋筋安堂寺町 秋田屋太右衛門
江戸日本橋通一丁目 須原屋茂兵衛
同 淺草茅町二丁目 須原屋伊八
水戸下町本町三丁目 須原屋安治